Tai Chi *&* Qualidade de Vida
Vol. 1

# Equilíbrio e Autonomia Funcional na Maturidade

Hélio Coelho Filho

Hay Arruda

INSTITUTO TAO TE TANG

Equilíbrio e autonomia funcional na maturidade / Coelho Filho, Hélio de Freitas e Arruda, Raymundo Paula de – Niterói/RJ : Instituto Tao Te Táng – Edições Tao Te Táng, 2016.

(Série Tai Chi e Qualidade de Vida : 1).

1. Tai chi chuan, 2. Educação física, 3 Qualidade de vida, 4. Maturidade, 5. Autonomia funcional

ISBN-13: 978-1533313478

ISBN-10: 1533313474

# INSTITUTO ॐ TAO TE TANG

## TAI CHI & QUALIDADE DE VIDA
### VOL. 1

# Equilíbrio e Autonomia
# Funcional na Maturidade

*Hélio de Freitas Coelho Filho*
Pós-graduado em Ambiente, Educação e Sociedade
Pós-graduado em Acupuntura
Professor de Educação Física
Yogaterapeuta
Professor de Taijiquan e Qigong
Diretor Técnico do Instituto Tao Te Táng
Bacharel em Direito

*Raymundo (Hay) Paula de Arruda,* D.S.
Mestre em Ensino de Ciências da Saúde e do Ambiente
Pós-graduado em Saúde Mental
Professor de Educação Física
Acupunturista e Shiatsuterapeuta
Mestre de Taijiquan e Qigong – Escola Wu Chao-hsiang
Sacerdote Taoista
Presidente do Instituto Tao Te Táng
Jornalista e Editor de Livros

Rio de Janeiro/Brasil
2016

Edição e Produção
*Hay Arruda*

Capa
*Lee Mesquita*

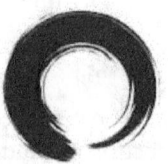

Niterói/RJ – Brasil

http://institutotaote.org

## DEDICATÓRIA

*Dedico este trabalho a Mestre Hay (安海宝),*
*por abrir-me a porta dos Três Tesouros (三宝).*
*E a todos os que se aventuram na Arte de Viver...*
H.C.F.

## AGRADECIMENTOS

*A meus pais, pela criação e educação, nas quais aprendi a valorizar a Arte e as diferenças, sempre buscando um elo entre o social e o cultural;*

*À minha mulher, Aline, pelo amor e compreensão;*

*À Tao Te Táng, pela base fluida e consistente;*

*A meus alunos, pelos exemplos de vida e dedicação;*

*A Carlos Boynard, pela leveza, carinho e firmeza com que conduzia o curso de Educação Física da Unesa – Campos;*

*A Júlia Gama, minha orientadora, por mostrar-me uma Educação Física com coração;*

*A Lillian Cordeiro, pelos ajustes metodológicos essenciais;*

*Aos professores da Universidade Estácio de Sá, pelo aprendizado e incentivo;*

*A Nuno Lopes, responsável pela tradução desta obra para o inglês, cujo empenho e competência em muito contribuem para a difusão desta Arte.*

*A todos os Mestres e Praticantes desta Arte suave e vigorosa chamada Tai Chi Chuan;*

*Ao Céu e à Terra;*

*A Sri-Sri Radha e Krishna.*

*H.C.F.*

*Contínua e suavemente regula a respiração,*
*Um yin e um yang fermentam no caldeirão interior.*
*A Natureza precisa ser iluminada, a Vida, preservada.*

*Não te apresses, deixa o fogo queimar lentamente.*
*Fecha os olhos e contempla o teu âmago,*
*Deixa que a tranquilidade e a espontaneidade sejam a fonte.*

Zhang San Feng (张三丰)

# RESUMO

Este livro é o resultado , revisto e ampliado , de um estudo conduzido por Hélio Coelho Filho, sob a supervisão de Hay Arruda, que teve como objetivo verificar a relação entre a prática de Tai Chi Chuan/Taijiquan (TCC/TJQ) e os níveis de equilíbrio e de capacidade funcional em mulheres idosas com idades entre 60 e 79 anos. A amostra foi selecionada entre as participantes do Projeto "Pro Dia Nascer Feliz", que consistia em aulas de TCC do estilo Yang – Instituto Tao Te Táng, no Jardim São Benedito, em Campos dos Goytacazes, RJ. Para aferição de Equilíbrio Estático e Dinâmico foram utilizados os testes propostos pelo CELAFISCS/USP, descritos por Matsudo (2000), o grupo do estudo obtendo resultado significativo ($p < 0,05$) em relação ao grupo de referência, composto por mulheres fisicamente independentes na mesma faixa etária, porém sedentárias, testadas pelo CELAFISCS em ambos os testes. Quanto à Autonomia Funcional, foram realizados os cinco testes propostos pelo Protocolo GDLAM (C10M, LPS, LPDV, VTC, LCLC), tendo o grupo de idosas praticantes de TCC obtido o conceito de classificação "Muito Bom", conforme o índice GDLAM (IG). Para o tratamento estatístico dos dados foi empregada a análise descritiva, optando-se pelo Teste-*t* para averiguar a variação significativa entre os grupos. Os resultados permitiram-nos concluir que o TCC proporciona a seus praticantes melhora nos níveis de equilíbrio, em razão do aumento de força, coordenação e concentração exigidas pela prática, diminuindo o risco de quedas e incapacidades delas resultantes, bem como permite ao geronte um grau satisfatório de independência, mantendo sua autonomia funcional em um nível muito bom.

*Palavras-chave*: Autonomia Funcional, Equilíbrio, Envelhecimento, Taoismo, Tai Chi Chuan, Qualidade de Vida.

# ABSTRACT

This book is the result of a revised and expanded study conducted by Hélio Coelho Filho, under the supervision of Hay Arruda, aimed to investigate the linkage between the practice of Tai Chi Chuan/Taijiquan (TCC/TJQ) and balance levels, as well as the level of functional capacity in elderly women, aged 60 to 79. The sample has been selected among members of a project named "Pro Dia Nascer Feliz", in which they take classes on TCC, Yang style – Tao Te Táng Institute, at Jardim São Benedito Square, in Campos dos Goytacazes, RJ, Brazil. In order to measure the static and dynamic balance, the tests proposed by CELAFISCS/USP have been used, described in Matsudo (2000), in which the group subjected to investigation obtained significant score (p < 0,05), compared to the reference group, composed by physically independent women belonging the same age range, but yet sedentary, tested by CELAFISCS in both tests. Regarding functional autonomy, there have been used five tests proposed by GDLAM Protocol (C10M, LPS, LPDV, VTC, LCLC), when the elderly group who attended TCC was rated "Very Good", according GDLAM index (IG). For statistical measurement there has been used descriptive analysis, choosing *t*-Test to check the discrepancy between the two groups. Results allowed one to come up with the conclusion that TCC enables its practices improvement in balance levels due to improvement of strength, coordination and concentration required by its practice, lowering risks of falling down and its resulting injuries, as well as it allows the elder a satisfying degree of independence, keeping his functional autonomy at a high level.

*Keywords*: Functional Autonomy, Balance, Getting Old, Taoism, Tai Ji Quan, Wellness.

# SUMÁRIO

# APRESENTAÇÃO

*Words exist because of meaning;*
*once you've gotten the meaning, you can forget the words.*
*Where can I find a man who has forgotten words so*
*I can have a word with him?*

(Zhuangzi, chapter 26)

*N*as últimas décadas, o crescimento do número de indivíduos com mais de 60 anos de idade na composição do perfil da população brasileira vem influenciando significativamente o crescimento absoluto desta, ao passo que o contingente daqueles com menos de 20 anos apresenta diminuição absoluta.

Assim como a sociedade deve aprender a lidar com as transformações na sua dinâmica populacional, o idoso deve adaptar-se às transformações do seu corpo, inerentes à passagem do tempo, que podem conduzir à perda de autonomia e capacidade funcional, com impacto na saúde física, psíquica e social.

Há consenso entre os profissionais de saúde de que a solução está na adoção de estilos de vida ativos compatíveis, aqui se sugerindo a prática regular do Tai Chi Chuan (TCC) – arte marcial chinesa que trabalha as valências físicas de força, flexibilidade, equilíbrio e coordenação, de forma suave e contínua, em movimentos circulares executados em consonância com a respiração.

O ritmo de crescimento do número de pessoas idosas no Brasil – um dos maiores do mundo, sendo comparado ao do México e da Nigéria – tem sido sistemático e consistente. Segundo a Pesquisa Nacional por Amostra de Domicílios – PNAD 2009, o País contava, naquele ano, com uma população de cerca de 21 milhões de pessoas de 60 anos de idade ou mais (IBGE. *Síntese de Indicadores Sociais*: uma análise das condições de vida da população brasileira: 2010, p. 191). As mulheres eram a maioria (55,8%), assim como os brancos (55,4%), e 64,1% ocupavam a posição de pessoa de referência no domicílio.

A atenção à saúde dos idosos é primordial para preservar-se a sua autonomia pelo maior tempo possível. Neste sentido, a PNAD 2009 considerou como *proxy* para "incapacidade funcional" a inabilidade de caminhar 100 metros, o que acarreta dificuldades para a realização de várias tarefas da vida diária.

O gênero também tem grande influência nessa questão, uma vez que 15,9% das mulheres tinham dificuldade de caminhar 100 metros, contra 10,9% dos homens. Não se pode esquecer que a expectativa de vida feminina é superior à masculina (77 e 69 anos, respectivamente), o que torna as mulheres mais vulneráveis a esse tipo de dificuldade.

O número de quedas em idosos é alarmante e, quanto mais avançada a idade, maior a chance de a queda levar à imobilidade e à incapacidade funcional. Como a perda da autonomia afeta não só o geronte, mas sua família e a própria sociedade, cabe aos atores das áreas de educação e saúde a preocupação com este tema e a busca de soluções.

A atividade física é tida como importante aliada da independência funcional do idoso, desde que tomadas as devidas precauções. E diversas pesquisas têm sugerido a prática do TCC para a população idosa como alternativa de exercício para a promoção da saúde.

Assim, como os autores fossem responsáveis, por cerca de duas décadas, por projetos de vivência de Tai Chi Chuan e outras artes psicofísicas orientais – principalmente ao ar livre, como nas praças públicas das cidades de Campos dos Goytacazes e Niterói, RJ –, viram-se instados a verificar a relação entre os dados auferidos por outros pesquisadores e aqueles por eles colhidos entre os participantes de um desses projetos, verificando sua relação com equilíbrio e autonomia funcional.

Os resultados dessa pesquisa foram apresentados originalmente, pelo primeiro autor, à Universidade Estácio de Sá, em 2005, como requisito para a obtenção dos graus de bacharel e licenciado em Educação Física.

Revisado, o trabalho foi recentemente apresentado na Escola de Educação Física do Exército Brasileiro, representando a Universidade Salgado de Oliveira e o Instituto Tao Te Táng, no **16º Simpósio Internacional de Atividades Físicas do Rio de Janeiro** (COELHO FILHO, H. F. & ARRUDA, R. P., 2014).

A primeira versão desta obra foi publicada, em formato digital, em 2015, na plataforma de eBooks da AMAZON, com exclusividade.

Em abril de 2016, publicou-se a tradução para o inglês, distribuída, simultaneamente, nas versões brochura e digital (para todas as plataformas), pela BABELCUBE, por todo o Mundo.

Esta primeira edição em brochura em língua portuguesa resulta de revisão ampliada das referidas versões e é dedicada aos nossos mestres e discípulos, por tudo que nos ensinaram e ensinam.

Nós do INSTITUTO TAO TE TÁNG cremos que a **Série Tai Chi e Qualidade de Vida** – uma interseção entre a Modernidade e a Tradição –, inaugurada por este *Equilíbrio e Autonomia Funcional na Maturidade*, dialogará com o estudante e o profissional da cultura corporal do movimento, com os terapeutas holísticos, os artistas marciais, bem como com o pesquisador e o estudioso das artes alquímicas do movimento. E, para tanto, contamos com suas críticas e sugestões.

"As palavras existem por causa do significado; uma vez que você tenha obtido o significado, você pode esquecer as palavras. Onde posso encontrar um homem que tenha esquecido as palavras para que eu possa ter uma palavra com ele?"

Apesar de termos revisto e ampliado em muito o estudo que serve de base a esta obra, temos em mente que, como adverte Zhuangzi, qualquer palavra que existe fora do significado é uma embarcação inútil, só pode impedir o caminho.

*Hay Arruda*, D.S.
Inverno de 2016
Ano da Macaco de Fogo

# INTRODUÇÃO

*A* humanidade envelhece numa rapidez nunca vista. Com o aumento substancial de idosos no Planeta devido aos avanços tecnológicos, médicos e científicos, é crescente, e necessário, o interesse pela chamada "terceira idade". Por se tratar de tema de difícil delimitação, dado o seu caráter complexo, o processo de envelhecimento é alvo de cada vez mais estudos nas áreas biomédicas, além de estar constantemente presente nas pautas de discussão nos campos do direito, da gestão pública, da arquitetura e urbanismo, do *design*, entre outros.

De fato, com o aumento da expectativa de vida, o envelhecimento populacional é exponencial, principalmente em países em desenvolvimento como o nosso, onde o crescimento do número de pessoas acima de 60 anos é um dos maiores do mundo, ao lado do México e da Nigéria (SANGLARD, 2004). Segundo a Organização Mundial da Saúde (CARVALHO, 2003), um país é considerado envelhecido quando o contingente de idosos de sua população ultrapassa 7%. E a população idosa brasileira, segundo dados do CENSO 2010, é de 11,3%.

O filósofo alemão Frank Schirrmacher, em entrevista à revista VEJA (2004), sustentava que as estatísticas do envelhecimento da população mundial apontam que, em 2050, viverão na China tantas pessoas com mais de 65 anos quanto hoje em todo o mundo. Nesse período, afirma o doutor pela Universidade de Cambridge, o número de idosos no Planeta vai triplicar, enquanto o resto da população aumentará apenas 50%. O total de homens e mulheres centenários se multiplicará por dez. Na América Latina, diz Schirrmacher, o número de pessoas com mais de 80 anos será quatro vezes maior que agora. Na Alemanha, em apenas uma década, haverá mais indivíduos acima de 50 anos do que abaixo dessa idade. Pela primeira vez na História, o número de velhos será maior que o de crianças.

Para o filósofo e escritor de dezenas de livros dedicados à análise da sociedade moderna, a humanidade está às vésperas de uma revolução econômica, política e cultural, motivada por uma modificação demográfica radical: o envelhecimento da população.

Lima et al. (2003) destacam que algumas áreas profissionais estão se preocupando em estudar o envelhecimento, como a Geriatria, ramo da ciência relacionado à área da medicina que lida com as doenças associadas à idade avançada, propondo tratamentos, e a Gerontologia, ciência pluridisciplinar que se ocupa do processo de envelhecimento em seus aspectos biopsicossociais (LIMA & SCHMIDT, 1996; ALVES JUNIOR, 2001). Já os profissionais de Educação Física, à luz dessas áreas, atuam na definição e prescrição das atividades físicas mais adequadas aos idosos.

Uma das nossas grandes preocupações hoje em dia é com a perda da independência que acomete o cidadão na terceira idade, comprometendo-lhe a saúde física, psíquica e social.

Pereira (2003), citando Aragão et al. (2002), destaca que a perda progressiva da autonomia funcional se reflete nos diversos domínios da vida do geronte, trazendo consequências como alterações e precariedade na motricidade.

Continuando, o autor explica que é inegável que a maneira pela qual se entende a noção de autonomia é fundamental para o estudo das relações entre saúde e envelhecimento humano. Conceitos como esperança de vida ativa ou envelhecimento senescente, ao porem em evidência a necessidade de se atribuir aos gerontes um papel importante no seio de suas comunidades, fazem-no sempre pelo viés da manutenção e qualificação de uma vida autônoma (FARINATTI, 2002).

Ao lado dessa questão, encontra-se outra que está diretamente relacionada à primeira: a das quedas que ocorrem com mais frequência a partir dos 60 anos, muitas vezes gerando imobilidade, diminuindo a capacidade funcional e comprometendo a integralidade do sujeito. Como atesta Sanglard (2004), as alterações fisiológicas acarretadas pelo envelhecimento, associadas ao evento queda, fazem com que o idoso perca a confiança em seus movimentos, tornando-se cada vez mais sedentário.

Para prevenir ou minimizar os efeitos do envelhecimento, é necessário que se mantenha ou inclua a atividade física. Essa preocupação tem sido abordada não somente nos países desenvolvidos, mas também naqueles em desenvolvimento, como é o caso do Brasil (MATSUDO, 2002).

A participação em atividade física regular (aeróbia e exercício de força) determina várias respostas favoráveis que contribuem para um envelhecimento saudável (MAZZEO et al., 1998). Essa participação é uma intervenção efetiva para prevenir vários declínios funcionais associados com o envelhecer (LIMA et al., 2003).

A promoção de saúde e a qualidade de vida são os objetivos mais importantes em uma atividade física com idosos. É fundamental que o idoso aprenda a lidar com as transformações de seu corpo e tire proveito de sua condição, prevenindo e mantendo em bom nível sua plena autonomia. Para isso é necessário que se adotem estilos de vida ativos, integrando atividades físicas à vida cotidiana (FARIA JUNIOR, 1999).

O Tai Chi Chuan (TCC) é uma milenar arte marcial chinesa que trabalha as valências físicas de força, flexibilidade, equilíbrio e coordenação, de forma suave e contínua. Seus movimentos circulares, conscientes e executados em harmonia com a respiração têm-se mostrado de grande auxílio para os idosos no que tange a sua autonomia funcional e independência. Alguns estudos, que serão apresentados ao longo deste trabalho, também apontam os benefícios ao equilíbrio proporcionados pelo TCC, que se refletem na diminuição do número de quedas e suas consequências inconvenientes e desconfortáveis para os gerontes.

Assim, o presente trabalho visa fazer uma revisão a respeito do processo de envelhecimento, da importância da atividade física para atenuação das perdas de equilíbrio e autonomia funcional em mulheres idosas, focando-se mais especificamente nos benefícios proporcionados pela prática do Tai Chi Chuan.

## OBJETIVOS DO ESTUDO

Nosso objetivo principal com o estudo foi o de verificar a relação entre a prática de TCC e os níveis de equilíbrio e capacidade funcional em mulheres idosas.

Verificamos o equilíbrio em idosas praticantes de TCC, comparando os resultados obtidos com os averiguados pelo Centro de Estudos do Laboratório de Aptidão Física de São Caetano do Sul (CELAFISCS).

Averiguamos os níveis de capacidade funcional da amostra, comparando-os aos resultados obtidos pelo Grupo de Estudos Latino-Americano da Maturidade (GDELAM) e apresentados no protocolo GDLAM.

## JUSTIFICATIVA E RELEVÂNCIA

O número de quedas em idosos é alarmante e, quanto mais avançada a idade, maior a chance de a queda levar à imobilidade e à incapacidade funcional. Como a perda da autonomia afeta não só o geronte, mas também a sua família e a própria sociedade, cabe aos atores das áreas de educação e saúde debruçar-se sobre esse tema em busca de soluções.

A atividade física tem sido estimulada como aliada da independência funcional do idoso, desde que tomadas as devidas precauções. Diversas pesquisas (HONG, Y. et al., 2000; Li, J. X. et al., 2001; LAN, C. et al., 2002; MELO, R. et al. 2004) sugerem a prática do Tai Chi Chuan (TCC) para a população idosa como alternativa de exercício para a promoção da saúde.

Como fôssemos responsáveis por um grupo de estudo e prática de TCC em uma das praças públicas da cidade de Campos dos Goytacazes, no norte fluminense, surgiu a curiosidade de verificar a relação entre os dados auferidos por pesquisadores e aqueles colhidos por nós e nossa escola entre os participantes deste e de outros projetos, bem como verificar a possível relação entre equilíbrio e autonomia funcional e seu impacto na qualidade de vida dessa população.

O crescimento constante da população idosa em todo o mundo gera um grande desafio para todos nós: Como agregar qualidade ao aumento da quantidade de anos vividos? Nos países em desenvolvimento, como o Brasil, esse tema tem ainda mais relevância, haja vista a precariedade dos sistemas de Saúde, Previdência e Assistência Social.

O exercício físico tem-se mostrado cada vez mais um importante aliado da saúde em todas as fases da vida, atuando de forma preventiva e melhorando a qualidade de vida de pessoas das mais diversas idades, diminuindo ou evitando dispendiosos gastos com medicamentos e internações.

O TCC é um exercício considerado como de intensidade moderada, não-competitivo, e que não requer muitos recursos materiais para sua realização. Pesquisadores internacionais o classificam no campo dos exercícios corpo–mente (*body-mind*), que trabalham a harmonia do corpo com a mente e a respiração, resultando em maior consciência corporal e concentração mental. Ademais, diversos estudos apontam o TCC como exercício indicado para ganho de força, equilíbrio, flexibilidade e melhora da função cardiorrespiratória.

Com este trabalho, busca-se ampliar o campo de pesquisas na área do TCC, como forma alternativa de exercício para o geronte, aumentando-lhe a qualidade de vida mediante a melhora de sua aptidão física e da sociabilidade.

## DEFINIÇÃO DE TERMOS

– *Aptidão física*: quando relacionada à saúde, é conceituada como um conjunto de variáveis do condicionamento físico (força, flexibilidade, aptidão aeróbia e composição corporal) que contribuem para a execução das tarefas do cotidiano (CASPERSEN et al., 1985).

– *Atividade física*: conceituada como todo movimento corporal produzido por músculos que resulta em gasto de energia.

– *Atividade física habitual*: é caracterizada como a soma total de atividades físicas e exercícios físicos (FLORINDO, 2000).

– *Autonomia*: capacidade de executar independente e satisfatoriamente suas atividades do dia a dia, continuando suas relações e atividades sociais, e exercendo seus direitos e deveres de cidadão (ABREU et al., 2002)

– *Capacidade funcional*: é definida pela capacidade de realizar as atividades da vida independentemente, incluindo atividades de deslocamento, de autocuidado, sono adequado e participação em atividades ocupacionais e recreativas (WENGER et al., 1984). Tal autonomia física para desempenhar as funções do dia a dia faz com que o indivíduo idoso se torne independente do contexto socioeconômico e cultural, contribuindo para uma melhora na qualidade de vida (RODRIGUES et al., 2000).

– *Equilíbrio*: capacidade de controlar a estabilidade (HALL, 2000).

– *Estabilidade*: é justamente a resistência à ruptura do equilíbrio (HALL, 2000). A estabilidade é uma habilidade motora fundamental, importante para o bom desempenho da mobilidade.

– *Exercício físico*: toda atividade planejada, estruturada e repetida que tem como objetivo melhorar a aptidão física relacionada à saúde.

– *Geronte*: o mesmo que idoso.

– *Idoso*: é o indivíduo com 61 anos de idade ou mais. Consoante Lima et al. (2003), sob o ponto de vista da Gerontologia, e para não incorrer no erro de traçarmos subjetivamente o processo de envelhecimento em uma idade cronológica específica, ratificamos as divisões das faixas etárias propostas pela Organização Mundial da Saúde (OMS), citadas por Weineck (2000): "idade de mudança ou média (46–60 anos), faixa etária do homem velho (61–75 anos), faixa etária do homem mais velho (76–90 anos) e faixa etária do homem muito velho (acima dos 90 anos). Ressalte-se, contudo, que o envelhecimento do corpo não é uma questão matemática, pois depende, por exemplo, de seu contato com o meio ambiente, nos aspectos biológico, psicológico e social.

– *Independência*: capacidade de realizar atividades da vida diária (AVDs) sem ajuda (DUARTE & DIOGO, 2000).

– *Postura*: é uma resposta neuromecânica (ENOKA, 2000) que se relaciona com a manutenção do equilíbrio (SCHIMIDT, 2003).

– *Qualidade de vida*: Uma boa qualidade de vida é entendida, do ponto de vista orgânico, como a condição de conseguir realizar os esforços da vida diária sem apresentar grande quebra da homeostase durante as atividades. Para a OMS (1998), qualidade de vida é a percepção que tem o indivíduo de sua posição na vida, no contexto da cultura e sistemas de valores nos quais ele vive e em relação aos seus objetivos, expectativas, padrões e preocupações. Conforme com Aragão et al. (2002), Nahas diz que qualidade de vida (QV) é um conceito complexo, multidimensionado e que deve ser interpretado de modo contínuo, não como uma dicotomia do tipo ter ou não ter QV.

– *Senescência*: qualidade ou estado de senescente, que está envelhecendo (FERREIRA, 1994).

– *Tai Chi Chuan* [em Mandarim, 太极拳 (Ch Simplificado), 太極拳 (Ch Tradicional), *Taijiquan* (*Pinyin* – literalmente, "som soletrado", método de romanização utilizado para designar o chinês mandarim padrão – significando "O Punho Supremo"): é uma arte marcial, já testada pelo tempo, que exercita o corpo e a mente com suavidade, regula o fluxo da energia (designado como *Qi* – 气), e pode ser usada para beneficiar a saúde e aumentar a vitalidade e a longevidade, além de também ser efetiva para a defesa pessoal, para arejar a mente e para o desenvolvimento espiritual, independentemente da raça, cultura ou religião do praticante. O Tai Chi tem sido descrito como poesia em movimento e também – equivocadamente – como luta contra a sombra e calistenia de baixo impacto. "Poesia em movimento" é uma descrição adequada para a beleza e a graça do TCC, mas expressões como "luta contra a sombra" e "calistenia de baixo impacto" revelam falta de compreensão de sua profundidade e dimensão.

– *Taoismo*: Tradição filosófica e religiosa originária da China que enfatiza a vida em harmonia com o Tao (romanizado atualmente como "Dào"). O termo chinês *Dào* (道) significa "caminho", "via" ou "princípio". No Taoismo, especificamente, o termo designa a fonte, a dinâmica e a força motriz por trás de tudo que existe. É basicamente indefinível: "O Tao do qual se pode discorrer não é o eterno Tao."

A principal obra do Taoismo é o *Tao Te Ching* (*Dáo De Jing*, 道德经), um livro conciso, a um só tempo profundo e simples, que contém os ensinamentos de Lao Zi (老子),

seguido do *Zhuangzi* (莊子). Esses dois textos servem de base à chamada escola filosófica do Taoismo, ou *Dàojiā* (道家), jamais institucionalizada.

O Taoismo religioso, ou *Dàojiào* (道教), tem origem em movimentos religiosos organizados na China, pela linhagem dos "Mestres Celestiais", a partir do final da Dinastia Han (II século da Era Comum) e, mais tarde, pelas seitas "Ortodoxa Unitária" (*Zhengy*, 正一) e "Realidade Completa" (*Quanzhen*, 全眞), que reivindicam linhagens descendentes de Laozi, ou *Daoling Zhang*.

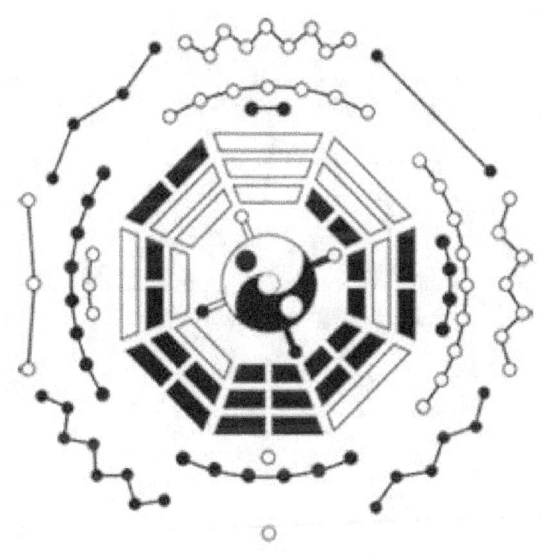

**Figura 1** – Mandala Taoista: *Ho Tu–Bā Guà – Tajitu.*

O Taoismo tradicional é um amálgama das manifestações ancestrais da tradição religiosa chinesa, de caráter popular, integrando elementos do Taoismo religioso, do Confucionismo e do Budismo.

No Brasil, o Taoismo tradicional é representado pela Sociedade Taoista do Brasil nas suas diversas vertentes.[1]

A doutrina central do Taoismo, que permeia todas as vertentes, tem como foco a tranquilidade mental, com o objetivo de atingir a Longevidade e a Imortalidade do Espírito. Apoia-se em três pilares, ou Três Tesouros (*Sanbao*, 三宝): *Humildade, Simplicidade* e *Afetividade*.

---

[1] O Taoismo apresenta muitas ramificações. Seus conhecimentos, manifestados através de várias Escolas, podem, de modo geral, ser classificados segundo cinco vertentes:

1. *Dān Dǐng* – literalmente, Caldeirão e Elixir; é a que nós chamamos no Ocidente de Escola da Alquimia;

2. *Fú Lù* – *Fú* significa, literalmente, Correspondência, e *Lù*, Ordenar. Ou seja, é a Escola da Correspondência e da Ordenação, referindo-se à Escola Ritualística e da Lei Cósmica;

3. *Jīng Diǎn* – literalmente, Textos Clássicos. São escolas que enfatizam mais os estudos clássicos, podem ser chamadas de Escolas Filosóficas ou Escolas de Estudos filosóficos do Taoismo;

4. *Jī Shàn* – Acumulação da Bondade: aplica os conhecimentos taoistas em benefício da sociedade, da pessoa, da vida; é a escola voltada para a doação e para as práticas taoistas na vida quotidiana;

5. *Zhān Yuàn* – Oráculos e Experiências, ou seja, *Yi Jing*, Astrologia, Artes Marciais, Acupuntura, incluindo conhecimentos de cura através da ervas da Medicina Taoista e diversos trabalhos energéticos.

(Fonte: http://sociedadetaoista.com.br/blog/taoismo/)

Estudiosos e mestres da Tradição concordam que divisões e classificações simplistas das aproximações ao Taoismo estão longe de expressá-lo, de vez que:

道可道, 非常道

"O caminho que pode ser descrito não é o verdadeiro Caminho."

名可名, 非常名

"O nome que pode ser nomeado não é o Nome constante."

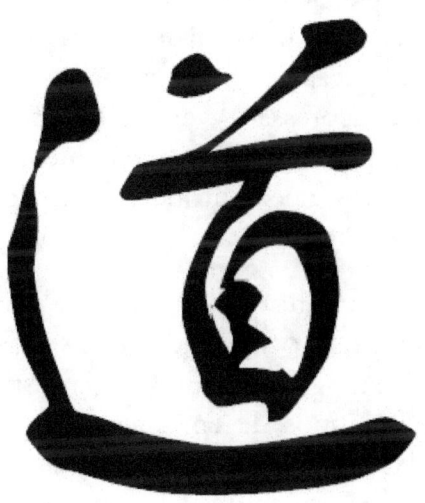

**Figura 2 –** Caracter *Dáo*, estilo *Caoshu* de caligrafia chinesa.

# 1. PROCESSO DE ENVELHECIMENTO

*O* envelhecimento é um processo complexo que envolve diminuições progressivas nas atividades das diversas funções orgânicas do indivíduo, acarretando-lhe comprometimentos físicos, psíquicos e sociais. De acordo com Matsudo et al. (2000), à medida que sua idade cronológica aumenta, as pessoas tornam-se menos ativas, suas capacidades físicas diminuem e, com as alterações psicológicas que acompanham a idade (sentimento de velhice, estresse, depressão), verifica-se ainda maior diminuição da atividade física, o que, consequentemente, facilita a aparição de doenças crônicas, que contribuem para deteriorar o processo de envelhecimento.

Oliveira e Furtado (1999), citados por Lopes e Oliveira (2003), reportam que o envelhecimento é a soma de todas as manifestações de desgaste durante a vida. Estudiosos concordam que há diferentes tipos de envelhecimento. Uma classificação bem abrangente é a fornecida por Antonio e Rauchbach (2004), que leva em consideração o envelhecimento biológico, psicológico, social e funcional. Vejamos a explicação de cada tipo, segundo esses autores:

*Biológico*: compreende as alterações corporais propriamente ditas, as perdas orgânicas e funcionais. Associado aos fatores ambientais, determina as diferenças entre os indivíduos de uma mesma idade.

*Psicológico*: está relacionado à capacidade adaptativa de um indivíduo diante das tarefas do dia a dia. Relaciona-se com os estados emocionais e a percepção subjetiva do seu envelhecimento em relação aos seus pares da mesma idade.

*Social*: a integração ou não a um grupo ou instituição ou a história de vida indicará como esse indivíduo interage na sociedade.

*Funcional*: é definido pela capacidade de realizar de forma autônoma as atividades da vida diária, incluindo aquelas de deslocamento, de autocuidado, sono adequado e participação em atividades ocupacionais e recreativas (ANTONIO & RAUCHBACH, 2004).

Nota-se, ainda, uma diferença entre a idade cronológica, que oferece informações numéricas, na qual as pessoas se ordenam de acordo com sua data de nascimento, e a idade biológica, que se refere a maturidade biológica e influências exógenas (WEINECK, 1991). Enriquecendo esta informação, Rauchbach (2001) esclarece que as mutações de ordem biológica verificáveis no declínio do organismo humano decorrem, fundamentalmente, do processo de senescência, responsável por perdas orgânicas e funcionais, que estão diretamente relacionadas à herança genética do indivíduo. Entretanto, um organismo pode também decair, em sua força e função, por moléstias, utilização inadequada de sua capacidade, ou mesmo má nutrição, evidenciando dessa forma a ação do meio ambiente.

Sendo assim, quando se observa o idoso, deve-se considerar o seu envelhecimento como único, e que a idade biológica de pessoas com 50 anos pode variar em até 30 anos. A tendência a erros na réplica do DNA, RNA e proteínas ou a redução na capacidade de reconhecimento e reparação desses erros causam alterações na reconstrução orgânica partindo da unidade celular até a complexidade dos diferentes sistemas, determinando formas diferentes de declínio para cada indivíduo, como também no interior do organismo, para cada órgão. Assim, é possível que, apesar da idade elevada, existam em um organismo envelhecido um ou alguns órgãos com funcionamento típico dos de jovens, e vice-versa (RAUCHBACH, 2001).

Em artigo de revisão, Matsudo et al. (2000) abordam os efeitos gerais do envelhecimento em relação à aptidão física, constatando uma diminuição da estatura com o passar dos anos, por causa da compressão vertebral, do estreitamento dos discos e da cifose, como diagnosticado por Fiatorone (1998). Esse processo parece ser mais rápido nas mulheres que nos homens, devido especialmente à maior prevalência de osteoporose após a menopausa. Outra alteração da estrutura corporal é o incremento do peso corporal, que geralmente começa em torno dos 45 a 50 anos, estabilizando-se aos 70 anos, quando começa a declinar até os 80. Os resultados dessas mudanças geram alterações do índice de massa corporal – IMC e consequentes riscos à saúde.

As alterações na composição corporal, especialmente a diminuição da massa livre de gordura, o incremento da gordura corporal e a diminuição da densidade óssea, com a passagem dos anos, também foram averiguadas por Matsudo et al. no referido artigo de revisão.

No nível neuromuscular, foi verificado que, entre os 25 e 65 anos de idade, há uma diminuição substancial da massa magra ou massa livre de gordura, de 10 a 16%, por conta das perdas na massa óssea, no músculo esquelético e na água corporal total, que acontecem com o envelhecimento. Na revisão bibliográfica, a autora salienta que, apesar da dificuldade em medir adequadamente a massa muscular em seres humanos, estimativas usando a excreção urinária de creatinina indicam perdas dramáticas, de quase 50%, entre 20 e 90 anos de idade. Da mesma forma, análises com potássio corporal relatam perdas em homens e mulheres de 3–6% por década, ou, praticamente, 3 kg de massa livre de gordura por década, sendo que tal perda é maior no sexo masculino. As principais causas apontadas como responsáveis por essa perda seletiva da massa muscular são a diminuição nos níveis do hormônio do crescimento e a diminuição no nível de atividade física do indivíduo (*Ibidem*). Não podemos esquecer, contudo, que outros fatores nutricionais, hormonais, endócrinos e neurológicos estão também envolvidos na perda de massa muscular que ocorre com a idade.

Quanto à força muscular e ao desempenho neuromotor, a perda da massa muscular é associada, evidentemente, a um decréscimo na força voluntária. Muito da redução na força se deve à atrofia seletiva das fibras musculares do tipo II. Valores transversais, bem como longitudinais, indicam que a força muscular declina aproximadamente 15% por década na sexta e sétima décadas e cerca de 30% posteriormente, caracterizando um decréscimo mais dramático na força muscular após os 70 anos. A força de extensão do joelho em um grupo de homens e mulheres saudáveis de 80 anos estudados no Copenhagen City Heart Study foi 30% menor que numa população previamente estudada de homens e mulheres aos 70 anos (DANNESKOILD et al.,1984). Enquanto existe alguma indicação de que a função neuromuscular declina com o avanço da idade, a redução na força resulta, indiscutivelmente, de um decréscimo na massa muscular associado à idade (ACSM, 1998).

Parece que os dois maiores responsáveis por esse efeito do envelhecimento são o progressivo processo neurogênico e a diminuição na carga muscular, o que poderia levar à hipótese de que tal atrofia muscular não seria necessariamente uma consequência inevitável do incremento da idade. Quanto dessa perda de massa muscular é uma decorrência do envelhecimento e/ou diminuição do nível de atividade física é desconhecido (MATSUDO et al., 2000).

Nos corpos que ultrapassam os 50 anos de idade, verificam-se diminuição da capacidade aeróbia e alterações negativas no sistema cardiovascular, associadas a diversos outros efeitos, tais como diminuição do número e tamanho dos neurônios, diminuição na velocidade de condução nervosa, aumento de tecido conectivo nos neurônios, menor tempo de reação, menor velocidade de movimento, diminuição no fluxo sanguíneo cerebral, diminuição da agilidade, coordenação, equilíbrio, flexibilidade, bem como diminuição da mobilidade articular e aumento da rigidez da cartilagem, tendões e ligamentos (MATSUDO et al., 2000).

No entanto, o que merece grande atenção é o modo como se envelhece (DANTAS et al., 2002). A participação em atividade física regular (aeróbia e exercício de força) determina várias respostas favoráveis que contribuem para um envelhecimento saudável (MAZZEO et al., 1998). Tal participação é uma intervenção efetiva para prevenir vários declínios funcionais associados com o envelhecer (LIMA et al., 2003).

É muito importante, na velhice, adotar hábitos que influenciem favoravelmente a qualidade de vida. Modificar hábitos nocivos e incorporar condutas ou comportamentos saudáveis proporcionarão ao idoso vivenciar essa etapa da vida com máximo de bem-estar. Portanto, é de suma importância rever o estilo de vida, reorganizar e adotar condutas saudáveis, adequadas à idade, prevenindo enfermidades, mantendo a autonomia, fortalecendo a autoestima, para gozar de saúde física, psicológica e social (PEREIRA, 1998).

Segundo Rauchbach (2001), envelhecer com qualidade de vida é amadurecer com dignidade e respeito, cabendo ao próprio idoso exigir-se essa atitude, tornando-se ativo, criativo, participativo e, também, disposto a tornar-se sujeito transformador da sociedade em que se insere.

Uma definição de envelhecimento mais adequada à realidade é a que o vê como um período de perdas propício a novas conquistas. Contudo, ver o envelhecimento dessa forma não soluciona todos os problemas, sendo necessário um olhar crítico voltado para a sociedade, para que as novas conquistas dos idosos não se tornem apenas novas formas de consumo (MARCELLINO, 1996).

No ano 44 antes da Era Comum (antes de Cristo), na Grécia antiga, Cícero (2003) já proclamava com veemência que as melhores armas para a velhice são o conhecimento e a prática das virtudes. Cultivados em qualquer idade, afirmava o filósofo, eles dão frutos soberbos no término de uma existência bem vivida. Lembrando que a sabedoria é própria da maturidade, ele sugeria que somos sábios se seguimos a natureza como a um deus, crendo ser ela o melhor de nossos guias, acrescentando que não seria verossímil que, tendo disposto tão bem os outros períodos da vida, ela se precipitasse no último ato, "como o faria um poeta sem talento". Nas palavras poéticas do autor:

> "Simplesmente, era preciso que houvesse um fim; que, à imagem das bagas e dos frutos, a vida, espontaneamente, chegada a sua hora, murchasse e caísse por terra. A tudo isso o sábio deve consentir pacificamente (CÍCERO, 2003)."

Contudo, o sábio se nega ao fato de incriminar a velhice como um algoz, imputando ao caráter de cada um todas as lamentações provenientes do avanço da idade. Então, ao considerar que a velhice poderia ser detestável por quatro razões, enumera-as e as combate com o mesmo vigor de quando era soldado em batalhas da Antiguidade. Cícero atesta que as lamentações em torno do avanço da idade se dariam pelos seguintes fatos: 1. Ela nos afastaria da vida ativa. 2. Enfraqueceria nosso corpo. 3. Ela nos privaria dos melhores prazeres. 4. E nos aproximaria da morte. Em seguida, contra-argumenta com astúcia e beleza cada um desses pontos, até chegar à conclusão de que, na verdade, a velhice é "leve e, até mesmo, agradável, sendo a cena final dessa peça que constitui a existência".

Concluindo essa reflexão filosófica, que estimula a "aprender todo dia alguma coisa nova ao envelhecer", Cícero (2003) nos deixa essas magistrais palavras:

> "A vida segue um curso muito preciso e a natureza dota cada idade de qualidades próprias. Por isso, a fraqueza das crianças, o ímpeto dos jovens, a seriedade dos adultos, a maturidade da velhice são coisas naturais que devemos apreciar cada uma a seu tempo (...). O exercício físico e a temperança permitem conservar até na velhice um pouco da resistência de outrora. (...) Compreendei bem isto: é preciso resistir à velhice e combater seus inconvenientes à força de cuidados; é preciso lutar contra ela como se luta contra a doença; conservar a saúde, praticar exercícios apropriados, comer e beber para recompor as forças sem arruiná-las. Mas não basta estar atento ao corpo; é preciso ainda mais ocupar-se do espírito e da alma."

## EQUILÍBRIO, ESTABILIDADE E QUEDAS

Equilíbrio é a capacidade de controlar a estabilidade (HALL, 2000). Por sua vez, estabilidade é justamente a resistência à ruptura do equilíbrio. O equilíbrio sofre declínio natural com o processo de envelhecimento e acaba sendo um dos fatores responsáveis pelas quedas, prejudicando a independência do idoso (OLIVEIRA et al., 2001). A manutenção do equilíbrio depende de uma interação complexa entre os sistemas musculoesquelético e neural. Com o envelhecimento, todos os elementos que têm relação com a manutenção do equilíbrio, tanto os do controle central, como os das aferências periféricas e os efetores motores, são afetados (SHUMWAY-COOK et al., 2003).

A estabilidade é uma habilidade motora fundamental, importante para o bom desempenho da mobilidade. A falta ou a perda do equilíbrio provoca, além da instabilidade postural, dificuldades de movimentação, ocasionando quedas, interferindo nos parâmetros da marcha dos idosos, gerando fraturas, aumentando a imobilidade e diminuindo sua autonomia. Isso resulta em perda da qualidade de vida, podendo causar distúrbios psicoemocionais que poderão interferir negativamente no cotidiano dos indivíduos da terceira idade.

Os três sistemas sensórios mais importantes para uma boa estabilidade são o sistema *visual*, o *vestibular* (envolvendo o ouvido interno) e o *sistema somatossensorial* (uma complexa coleção de sensores que transmitem informações sobre a posição do corpo e seu ambiente imediato). Por exemplo, os receptores somatossensoriais das pernas e pés fornecem informações sobre a superfície do solo – se é áspero ou deslizante. Receptores chamados proprioceptores – por responderem a estímulos de dentro do organismo –, localizados no pescoço e no tronco, fornecem informações sobre o alinhamento da coluna e a cabeça. A visão fornece informações sobre o local e posição de objetos no ambiente e as condições da superfície de apoio e iluminação. Os receptores vestibulares, localizados dentro do ouvido interno, fornecem informações a respeito da posição do corpo no espaço: andando, girando, se inclinando (NEWTON, 2003).

A estabilidade postural é afetada por alterações nos sistemas sensorial e motor, assim como nos sistemas de maior nível, incluindo gânglio basal, cerebelo, sistema perceptivo que interpreta e transforma a informação sensorial recebida. Os sistemas somatossensorial, visual e vestibular demonstram alterações com o envelhecimento e podem, posteriormente, fornecer *feedback* reduzido ou inapropriado para os centros de controle postural. Similarmente, os músculos efetores podem perder a capacidade para responder apropriadamente aos distúrbios na estabilidade postural. O pressuposto de que o exercício pode melhorar a estabilidade postural é baseado no entendimento de que a resposta de todo o sistema pode ser incrementada contrariamente ao decréscimo no componente individual (ACSM, 1998).

Evidências de que a estabilidade postural declina com a idade têm sido apresentadas por muitos autores nos últimos anos (HASSMEN et. al., 1992; PYYKKÖ et al., 1988; WOOLLACOTT et al., 1990).

O pressuposto fundamental para se aspirar a melhora na estabilidade postural é de que isso pode levar diretamente a uma redução nas quedas em pessoas idosas. Se bem que estudos têm demonstrado que o risco de queda é multifatorial e que a estabilidade postural é somente um componente do perfil do risco total (TINETTI et al., 1994,1995).

Enquanto esse posicionamento parte somente do exercício, é importante que qualquer programa de redução de queda considere todos os fatores de grande risco, incluindo o uso de medicamentos (particularmente sedativos), estado cognitivo, hipotensão postural, condições do ambiente, distúrbios da visão e disfunção das extremidades inferiores. No entanto, a pobre estabilidade postural tem sido associada com quedas frequentes (LORD et al., 1994) e, então, a melhora da estabilidade postural é claramente um objetivo merecedor de atenção na prevenção de quedas (ACSM, 1998).

Schmidt (2003), apud Enoka (2000), diz que a postura é uma resposta neuromecânica que se relaciona com a manutenção do equilíbrio. A postura ortostática do ser humano é influenciada por diversos fatores fisiológicos. Marsico, Moretti, Patella et al. (2002) enfatizam ainda que a posição ereta se configura como a "posição de repouso ou equilíbrio" favorecida pelo perfeito sinergismo entre os músculos agonistas e antagonistas que, com sua tensão harmoniosa, mantêm o corpo em um estado de repouso dinâmico.

Hay et al. (1996), após estudarem a relação entre o aumento das oscilações corporais e as quedas decorrentes desse aumento com a diminuição da informação sensorial, concluíram que a diminuição na capacidade de controle postural se torna mais aparente após os 60 anos de idade.

Sanglard et al. (2004) explicam que o efeito cumulativo de alterações relacionadas à idade, às doenças e ao meio ambiente inadequado pode predispor à queda. A diminuição da visão e da audição, os distúrbios vestibulares e proprioceptivos, o aumento do tempo de reação a situações de perigo, a diminuição da sensibilidade dos baroceptores à hipotensão postural, a limitação da amplitude de movimentos, a diminuição da força e da massa muscular, o sedentarismo, as deformidades dos pés, o efeito colateral de medicamentos e distúrbios cardiovasculares, neurológicos, pulmonares e endócrino-metabólicos são considerados fatores de risco intrínsecos que predispõem às quedas, enquanto os fatores extrínsecos se devem a fatores ambientais, como iluminação inadequada, pisos escorregadios, degraus altos e calçados inadequados, podendo ser responsáveis por até metade de todas as quedas em idosos (BARAFF et al., 1997; MOURA et al., 1999).

Florindo (2000), ao estudar a relação entre a atividade física habitual e a densidade mineral óssea em homens adultos e idosos, constatou que a maioria das fraturas ocorre em mulheres idosas e a incidência aumenta acentuadamente com a idade. As mulheres têm o dobro da incidência de fraturas em relação aos homens, em decorrência de menor quantidade de massa óssea obtida no pico da mesma, assim como de perda acelerada após a menopausa. Apesar de a massa óssea ser um dos maiores determinantes da osteoporose, é interessante ressaltar que as fraturas de quadril (intertrocantérico e colo do fêmur) que ocorrem durante a vida como resultado de quedas também são relacionadas com outros fatores, como decréscimo no equilíbrio, redução de tecido mole na região do quadril e perda de força muscular nos membros inferiores (ACSM, 1995).

De fato, o processo de envelhecimento compromete o aparelho locomotor como um todo, ou seja, músculos, articulações e estrutura óssea. A diminuição da densidade mineral óssea (DMO), que nas mulheres se amplifica após a menopausa e suas alterações hormonais, diminui significativamente a resistência dos ossos. De acordo com Balsamo e Marques (2003), uma mulher aparentemente saudável apresenta, por volta dos 70 anos, uma diminuição de 20% na sua DMO vertebral e de 25 a 40% na DMO do colo do fêmur e na região trocantérica. A associação desses dados com a constatação da diminuição do equilíbrio nos alerta para a importância do desenvolvimento de uma cultura para prevenção de quedas e seus funestos resultados na vida dos gerontes.

Matsudo et al. (2000) associaram, ainda, diminuição do equilíbrio e sarcopenia, que é a perda gradativa de massa do músculo esquelético e da força que ocorre com o avanço da idade. Essa perda, do ponto de vista desses estudiosos, é a principal responsável pela deterioração na mobilidade e na capacidade funcional do indivíduo que está envelhecendo. A sarcopenia é um termo genérico que indica a perda da massa, força e qualidade do músculo esquelético, com impacto significativo na saúde pública, pelas suas bem-conhecidas consequências funcionais no andar e no equilíbrio, aumentando o risco de queda e perda da independência físico-funcional, mas também contribui para aumentar o risco de doenças crônicas, como diabetes e osteoporose (MATSUDO et al., 2000)

Em idosos, a força dos membros inferiores é muito importante para a prevenção de quedas; e a força dos músculos abdominais e lombares, para a manutenção da estabilidade corporal e para a marcha.

Vale ressaltar, como ficou evidenciado no estudo de Matsudo et al. (2000), que tanto a perda da massa muscular quanto a diminuição da DMO estão relacionadas com o nível de atividade física do indivíduo.

Florindo (2000) descreve que pesquisas realizadas com crianças, adultos e idosos têm indicado aumento e preservação da densidade mineral óssea e do conteúdo mineral ósseo e diminuição do risco de fraturas através da prática de modalidades como ginástica aeróbica, dança, ginástica olímpica, ginástica localizada, ballet, ginástica calistênica e ginástica geral (COURTEIX et al., 1998; GREGG et al., 1998; NUNES & FERNANDES, 1997; CASSEL et al., 1996; HEINONEN et al., 1996; KIRCHNER et al.; 1996; LICHTENBELT et al., 1995; NICHOLS et al., 1994; RUIZ et al., 1994).

As alterações fisiológicas do envelhecimento, associadas ao evento de queda, fazem com que o idoso perca a confiança em seus movimentos, tornando-se cada vez mais sedentário (SANGLARD et al., 2004).

Para Newton (2003), o medo de cair pode criar um círculo vicioso de inatividade, perda de confiança, isolamento social e aumento do risco de quedas. Portanto, é de extrema necessidade a pesquisa cada vez mais ampla em relação a diminuição dos efeitos deletérios do envelhecimento, as maneiras viáveis de intervenção com o exercício, bem como o constate incentivo à prática de atividade física ao idoso.

## CAPACIDADE FUNCIONAL E AUTONOMIA DO IDOSO

A capacidade funcional é definida pela habilidade de realizar as atividades da vida independentemente, incluindo atividades de deslocamento, de autocuidado, sono adequado e participação em atividades ocupacionais e recreativas (WENGER et al.., 1984). Essa autonomia física para desempenhar as funções do dia a dia faz com que o indivíduo idoso se torne independente de um contexto socioeconômico e cultural, contribuindo para uma melhora na qualidade de vida (RODRIGUES et al., 2000).

Em um estudo realizado por equipe transdisciplinar, envolvendo doutores na área de educação física, saúde pública e enfermagem, Burbank et al. (2002) constataram que um envelhecimento saudável depende da manutenção do *status* funcional do indivíduo.

Conforme Abreu et al. (2002), ter autonomia é poder executar independente e satisfatoriamente suas atividades do dia a dia, continuando suas relações e atividades sociais, e exercitando seus direitos e deveres de cidadão.

No que diz respeito especificamente aos gerontes, é inegável que a maneira pela qual se entende a noção de autonomia é fundamental para o estudo das relações entre saúde e envelhecimento humano. Conceitos como esperança de vida ativa, ou envelhecimento senescente, ao colocarem em evidência a necessidade de atribuir aos gerontes um importante papel no seio de suas comunidades, fazem-no sempre pelo viés da manutenção e qualificação de uma vida autônoma (FARINATTI, 2002).

De acordo com Farinatti (1997), citado por Aragão et al. (2002), a autonomia pode ser observada pelo menos sob três aspectos:

*Autonomia de ação*: incorpora a noção de independência física, possibilitando ao indivíduo a capacidade de mover-se sem obstáculos ou constrangimentos físicos;

*Autonomia de vontade:* corresponde às possibilidades de autodeterminação, proporcionando ao indivíduo a opção de escolha; e

*Autonomia de pensamento:* representa a diferença entre autonomia e liberdade, permitindo o julgamento de uma situação qualquer.

Nas palavras do próprio autor, em seu artigo sobre a avaliação da autonomia do idoso:

"O objetivo não é discutir uma autonomia completa, ideal, utópica. Pretendemos aderir à realidade, reconhecendo a existência de graus de autonomia. Ser realista é ter em mente os obstáculos que se colocam ao exercício da autonomia, assim como aceitar o seu valor relativo: como a saúde, a autonomia deve ser constantemente mantida e defendida" (FARINATTI, 1997).

Também com um foco mais amplo sobre o assunto, Ballone (2002) considera que muitos problemas da autonomia funcional podem ser explicados a partir de *fatores individuais, familiares e sociais*. Entre os fatores individuais, em primeiro lugar se encontra o perfil psicológico e mental prévio da pessoa que envelhece; em seguida, o nível educacional, as experiências vitais críticas, os acidentes, as doenças pregressas e atuais, a ocupação pregressa e atual, etc. Socialmente, está em primeiro lugar, sem dúvida, a contundente influência restritiva que a sociedade exerce sobre os idosos, limitando suas possibilidades de atuação, oprimindo-os sob os modelos e padrões do "velho", e restringindo suas possibilidades de participação. De modo geral, não existe uma velhice típica, padrão, característica e igual. Existem múltiplas velhices; tantas quanto sociedades, culturas e classes sociais.

Do ponto de vista físico, o processo de envelhecimento traz consigo perdas à função cardiovascular, constatadas com a diminuição do débito cardíaco máximo e das células vermelhas no plasma sanguíneo, agravadas pelo aumento dos casos de diabetes e obesidade (ACSM, 1998), que comprometem ainda mais a bomba cardíaca. A perda da flexibilidade, diminuindo a amplitude de movimentos, a sarcopenia e a diminuição da capacidade de equilíbrio são constatadas em pesquisas já citadas neste trabalho, e contribuem significativamente para o comprometimento da autonomia funcional dos idosos.

As perdas nos sistemas sensorial e motor, particularmente as perdas nos sistemas visual, somatossensorial e vestibular, geram um *feedback* reduzido ou inapropriado para os centros de controle postural (ACSM, 1998), aumentando o risco de quedas e, portanto, de perda da independência do geronte. Como se não bastasse, nas últimas décadas da vida, a função cognitiva também tem a tendência a decair, há uma diminuição bem relatada das funções do sistema nervoso central, e as percepções de controle ou autoeficácia também são diminuídas, demonstrando perdas significativas na função psicológica, conforme estudos realizados pelo ACSM.

Com tudo isso, fica evidenciando, como atestam Oliveira et al. (2001), que as perdas das capacidades funcional e estrutural são algumas das consequências do processo de envelhecimento. Essas perdas tornam a população idosa mais frágil, com maior propensão a adquirir algumas doenças (hipertensão, doenças cardiovasculares, osteoporose, diabetes, artrites) e a perda da independência total para realização das tarefas do dia a dia.

Realmente, o envelhecimento tem como característica marcante a dependência nas atividades da vida diária (HENRIQUES et al., 2003). Tal dependência é maior no gênero feminino. De acordo com Cortes et al. (2005), citando Fiatorone (2002), ao longo do processo de envelhecimento, as mulheres são particularmente mais suscetíveis à inaptidão, por terem uma reserva inicial de massa muscular menor em relação aos homens, devido, principalmente, aos hormônios anabólicos.

Entretanto, a independência nas atividades básicas da vida diária, além de ser objetivada por todos os idosos, é um importante indicador do estado de saúde e também da qualidade de vida dos idosos (SANGLARD et al., 2004). Para Abreu et al. (2002), se os indivíduos envelhecerem mantendo-se autônomos e independentes, as dificuldades serão mínimas para eles, sua família e a sociedade.

Assim, a fim de promover a saúde geral do indivíduo na terceira idade e diminuir o declínio de suas funções fisiológicas e psicológicas – que irá comprometer sua autonomia –, é recomendada a prática de exercícios físicos. Conforme Faria Júnior (1992), os efeitos da diminuição natural do desempenho físico podem ser atenuados se forem desenvolvidos com idosos programas de atividades físicas que visem a melhoria das capacidades motoras que apoiam a realização de sua vida cotidiana.

## ATIVIDADE FÍSICA E ENVELHECIMENTO

Para prevenir ou minimizar os efeitos do envelhecimento, é necessário que se inclua a atividade física. Essa preocupação tem sido abordada não somente nos países desenvolvidos, como também nos países em desenvolvimento, como é o caso do Brasil (MATSUDO, 2002).

O incremento e/ou a manutenção da atividade física regular pode contribuir para aumentar a expectativa de vida de mulheres idosas (GREEG et al., 2003). Uma vez que grande parte dessas evidências epidemiológicas sustenta o efeito positivo de um estilo de vida ativo (e/ou do envolvimento dos indivíduos em programas de atividade física ou exercício) na prevenção e minimização dos efeitos deletérios do envelhecimento (ACSM, 1998), os cientistas enfatizam cada vez mais a necessidade da atividade física como parte fundamental dos programas mundiais de promoção da saúde. Não se pode pensar hoje em dia em "prevenir" ou minimizar os efeitos do envelhecimento sem que, além das medidas gerais de saúde, não se inclua também a atividade física (MATSUDO et al., 2003).

A perda da força muscular, o decréscimo da flexibilidade e da mobilidade e diminuição dos níveis de equilíbrio que frequentemente acompanham o avanço da idade contribuem para quedas e declínio funcional. Além disso, problemas ortopédicos como osteoartrite e osteoporose são contribuições significativas para a limitação de atividades em idosos. O declínio da capacidade funcional decorrente desses problemas sempre foi pensado como fruto do avançar da idade. Isto não é verdade. A atividade física regular tem-se mostrado como um fator-chave para a manutenção da força muscular e óssea, prevenindo e tratando a osteoporose, diminuindo as dores e mantendo a funcionalidade em pessoas com osteoartrite (BURBANK, 2002).

Como observou Meirelles (1999), a tendência da população idosa é aumentar, e, para integrar-se à sociedade, o idoso precisa praticar atividade física, visando saúde física e psicológica, para obter melhor qualidade de vida.

Amorim e Dantas (2002), citando Faria Junior, acrescentam que a atividade física é uma qualidade substancial do ser humano que irá além do biológico e funcional, sendo fonte de conhecimento, comunicação, sentimentos, emoções e prazeres estéticos.

Em artigo relacionando o exercício físico e a depressão, Oaks (2000) afirmou que benefícios psicológicos provenientes do exercício físico retêm vitalidade, mobilidade e independência. Além disso, ele melhora o sentimento de bem-estar, autoestima e apreciação da vida, amplia a relação entre amigos e conhecidos, reduz o sentimento de solidão e melhora a qualidade de sono (LOPES; OLIVEIRA, 2003).

No caso das pessoas idosas, a importância da *atividade física* é grande e deve ser avaliada em vários aspectos, entre eles:

*Profilaxia de doenças*: Evidentemente continuam sendo úteis todos os efeitos salutares da atividade física anteriormente elencados, mesmo quando a pessoa nunca foi ativa. A partir do momento que a pessoa inicia a atividade física, começam a diminuir seus fatores de risco para doenças crônicas;

*Tratamento de doenças*: Quando já existem doenças estabelecidas, como artrose, diabetes, osteoporose ou hipertensão, a atividade física pode ser um importante recurso auxiliar no tratamento.

*Melhora da qualidade de vida*: Uma boa qualidade de vida é entendida, do ponto de vista orgânico, como a condição de conseguir realizar os esforços da vida diária e não apresentar grande quebra da homeostase durante as atividades. O sedentarismo prolongado que ocorre em muitos idosos leva a uma diminuição gradativa de todas as qualidades de aptidão física, comprometendo a qualidade de vida. Do ponto de vista psicológico, a atividade física pode ajudar no combate à depressão, atuando como um catalisador de relacionamento interpessoal, produzindo agradável sensação de bem-estar, e estimulando a autoestima pela superação de pequenos desafios.

É importante observar que a participação em atividades físicas pode demonstrar não necessariamente incrementos nos marcadores fisiológicos tradicionais de *performance* e aptidão física (por exemplo, $VO_2$máx, capacidade oxidativa mitocondrial, composição corporal) em pessoas idosas, mas melhora a saúde (redução nos fatores de risco de doenças) e capacidade funcional. Portanto, os benefícios associados à atividade física e ao exercício regular contribuem para um estilo de vida independente e mais saudável, melhorando muito a capacidade funcional e a qualidade de vida nessa população (ACSM, 1998).

Como mais indivíduos vivem mais, é necessário determinar a amplitude e os mecanismos em que o exercício e a atividade física podem melhorar a saúde, capacidade funcional, qualidade de vida e independência nessa população. O envelhecimento é um processo complexo que envolve muitas variáveis (por exemplo, genética, estilo de vida, doenças crônicas) que interagem entre si e influenciam significativamente o modo como alcançamos determinada idade. A participação em atividade física regular (exercícios aeróbios e de força) fornece um número de respostas favoráveis que contribuem para o envelhecimento saudável. Muito tem sido aprendido recentemente em relação à adaptabilidade dos vários sistemas biológicos, assim como os meios em que o exercício regular pode influenciá-los (ACSM, 1998).

Carvalho et al. (2003), citando Laborinha, reitera que o envelhecimento traz consigo uma série de mudanças fisiológicas, psicológicas e sociais que vão influenciar de maneira decisiva o comportamento da pessoa idosa. As alterações que o envelhecimento provoca no ser humano, acredita-se, podem ser restringidas com a prática regular da atividade física, e, mesmo que não assegure o prolongamento de vida, ela garante algo que pode ser igualmente importante: o bem-estar cotidiano da pessoa na terceira idade.

Segundo RAUCHBACH (2001), um programa de exercício para a população idosa deve abordar:

– Reeducação postural: estímulos proprioceptivos e esteroceptivos;

– Força muscular: exercícios antigravitacionais e isométricos;

– Mobilidade articular: exercícios articulares;

– Equilíbrio: integração do esquema corporal;

– Coordenação: movimentos homogêneos que levem à organização do sistema nervoso;

– Capacidade aeróbia: atividades para o aumento da função cardiovascular e respiratória;

– Respiração: exercícios de propriocepção da musculatura envolvida no processo;

– Relaxamento: conscientização corporal.

Benefícios adicionais do exercício regular incluem melhora da saúde óssea, portanto, redução no risco de osteoporose; melhora da estabilidade postural, reduzindo assim o risco de quedas, lesões e fraturas associadas; e incremento da flexibilidade e amplitude de movimento (ACSM, 1998).

Faria Júnior (1999) aconselha que fazer atividades moderadas de forma sistemática dá melhor resultado do que atividades intensas durante um curto espaço de tempo. O aumento da carga de exercícios deve ocorrer de forma gradual, evitando o cansaço intenso e a dor, objetivando desenvolver a resistência e manter níveis aceitáveis de capacitação física. Os exercícios devem ser atraentes, diversificados, com intensidade moderada, de baixo impacto – nas estruturas musculares, esqueléticas e articulares – realizados de forma gradual, e promover a aproximação social, sendo desenvolvidos de preferência coletivamente, respeitando as individualidades de cada um, sem estimular atividades competitivas, pois tanto a ansiedade como o esforço aumentam os fatores de risco.

É um mito pensar que não há benefícios com a prática da atividade física iniciada em idade avançada. Nunca é tarde para começar a se exercitar. Um *fitness* perdido pode ser recuperado com a atividade física regular, mesmo em idades extremamente avançadas (BURBANK, 2002).

Neste ínterim, a atividade física deverá ser inserida como um estilo de vida, para que, com a prática regular de exercícios, o geronte possa desenvolver, além de uma boa saúde física, autoconfiança, satisfação, bem-estar psicológico e interação social. Nesse contexto, o Tai Chi Chuan surge como uma proposta relevante, como veremos no capítulo a seguir.

## 2. TAI CHI CHUAN

*"Os movimentos dos pés não valem os movimentos das mãos.*
*Os movimentos das mãos não valem os movimentos do espírito."*

Esta antiga máxima taoista demonstra a profunda visão integradora presente na milenar cultura chinesa. Os pés representando a terra, o corpo físico, nossas funções orgânicas vitais; as mãos, com as quais damos e recebemos, afastamos ou acolhemos, representam nossas emoções e nossa psique; o espírito é a própria Consciência, a Unidade integradora, aquilo que nos anima e nos enche de Vida. A mensagem é clara: como seres humanos, devemos nos desenvolver física, mental-emocional e espiritualmente.

Com essa visão, os chineses desenvolveram ao longo do tempo uma série de exercícios marciais e terapêuticos que pudessem fortalecer o corpo, aumentando o tônus muscular, ampliando o arco de movimento das articulações, tonificando os sistemas nervoso e circulatório.

Além disso, os movimentos deveriam trabalhar a mente e as emoções, mediante respiração correta, visualizações, relaxamento, memorização, criatividade e concentração, o que também desenvolveria a percepção espiritual. Assim, a pessoa poderia ser realmente saudável, isto é, feliz, plena, e em harmonia consigo e com tudo o mais.

## ORIGEM E DEFINIÇÃO

Considerado uma arte única, profunda e peculiar da China, confundindo-se com a própria cultura desse país, fica difícil definir o Tai Chi Chuan (TCC). Como técnica de autodefesa, mostra-se hábil e elaborado – incluindo técnicas conhecidas como *Sanshou* (散手), ou *Sanda* (散打), significando literalmente, "mãos livres" ou "*full-contact*", uma mistura de diferentes técnicas encontradas em outras artes marciais tradicionais, como Judô, Muay Thai, Kung Fu, e no Wushu moderno. Como esporte, um dos mais saudáveis e completos; como caminho filosófico, aquele que se baseia no princípio cósmico de Tai-Chi (太極), Yin/Yang (阴/阳), isto é, princípios de expansão e recolhimento, positivo e negativo, movimento e quietude (WU HSIANG, 1992).

A tradução mais corrente (e literal) de Tai Chi Chuan (*Taijiquan*, 太极拳) é a de "Boxe da Suprema Cumeeira", o que, convenhamos, não nos diz muita coisa. A palavra *Chuan* (*Quan*, 拳) significa punho, ou luta utilizando os punhos, daí boxe. *Chi* (*Ji*, 极) é traduzido como viga da cumeeira de uma casa, pivô. *Tai* (太) é supremo. O significado disso é que o estado *Tai Ji* é aquele que alcançamos quando temos um bom eixo, percebemos a complementaridade dos opostos e unimos as dualidades, aceitando a complexidade da realidade multidimensional da existência.

Uma bela leitura dessa arte é encontrada na nota dos editores do livro *Como Usar a Técnica da Grande Energia Cósmica*, do Dr. Wu Chao-hsiang, a seguir transcrita:

> "Filosoficamente, há algo a ser descoberto no corpo de cada um: *Tai,* 太 – nobreza de sentimentos, equilíbrio e magnanimidade; *Chi,* 极 – força de vontade, persistência e resistência à adversidade; *Chuan,* 拳 – agilidade, rapidez e flexibilidade nas dificuldades. Um encontro com a paz interior, criando uma vida feliz e real (WU HSIANG, 1992)."

A arte marcial do Tai Chi surgiu na China muito tempo atrás. Nosso Grão-Mestre Wu Chao-hsiang (1992) conta que, embora haja divergências, a origem mais aceita é a da antiga tradição que afirma que essa arte foi criada pelo monge e magistrado aposentado Zhang San Feng (张三丰) (1127–1279).

Ouvimos que, numa tarde de Primavera, o monge escutou um estranho barulho enquanto meditava em sua cabana na montanha Wudang. Olhou pela janela e assistiu a uma curiosa luta entre uma serpente e um pássaro (um grou). Diante da astúcia do pássaro e da maleabilidade da cobra, alternados com repouso, Mestre Zhang recordou um antigo ensinamento: "O que é mais submisso que a água? No entanto, a água consegue furar a pedra com sua persistência." Daí, passou a uma série de considerações a respeito da Natureza, dos rios, cachoeiras, árvores, vento, etc. Unindo isto aos princípios do *I-Ching* – Tratado das Mutações (*Yi Jing*, 易经)[2] e aos seus conhecimentos de outras artes marciais, organizou tais movimentos naturais numa forma muito peculiar, criando o Tai Chi Chuan como uma arte marcial interna.[3]

---

[2] Os ensinamentos taoistas, afirma Da Liu (1972), preconizam a utilização da estrutura dos hexagramas que compõem o *Yi Jing* para observação do fluxo do *Qi* ao longo dos canais de circulação de energia no corpo do praticante de Tai Chi Chuan. As duas linhas superiores denotam a cabeça, as médias, o tronco, e as de baixo, os membros inferiores.

[3] Arte marcial interna (*Neichia*, 内家), ou escola esotérica, é aquela que tem por princípio "neutralizar a força dinâmica pelo poder da tranquilidade", pelo trabalho interior (*Neigong*, 内功), característico da corrente taoista de Wudang (*Wǔdāng Shān*, 武当山), a exemplo do **Bāguàzhǎng** (八卦掌, *Palma dos Oito Trigramas*) e do **Xingyiquan** (形意拳, B*oxe da Mente e da Forma*, cujo estilo original de Shanxi foi introduzido no Rio de Janeiro, na década de 1970, por Mestre Wu Chao-hsiang), em

Essa arte marcial, patrimônio do povo chinês, é hoje conhecida e praticada em todo o mundo, o que fez com que sofresse numerosas alterações e adaptações. Contudo, os modernos estilos de Tai Chi Chuan derivam de uma das cinco escolas tradicionais: *Chen, Yang, Wu/Hao, Wu* e *Sun*. E todas elas têm origem na Vila Chen – *Chenjiagou*, na Província de Henan, às margens do Rio Amarelo –, berço histórico do Tai Chi Chuan.

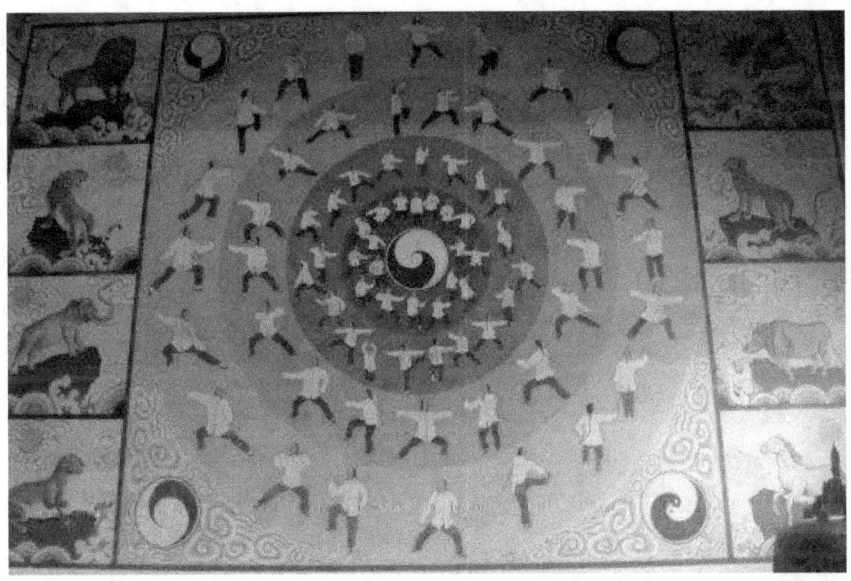

**Figura 3 –** Pintura em uma parede em Chenjiagou, descrevendo formas do estilo Chen. (Reproduzido sob licença Ceative Commons 3.0.)

---

oposição à corrente budista do Mosteiro de Shaolin (*Shaolin Si,* 少林), ou escola exotérica, de trabalho exterior (*Waigong,* 外功).

Porém, devido ao seu caráter destacadamente terapêutico, esse seu aspecto ganhou mais atenção e adesão ao longo do tempo. Isso já havia sido previsto por seu próprio "criador", que declarava que essa arte levaria muitas pessoas à saúde, longevidade e felicidade, sendo secundário seu aspecto marcial.[4] Hoje em dia, o Tai Chi que se pratica, em geral, é o marcial-terapêutico e/ou o terapêutico.

Seus movimentos surgiram da percepção da Natureza: da fluidez da água, da amplitude do céu, da segurança e fertilidade da terra, da constante movimentação dos animais, da contínua alternância entre os opostos, da importância da integração e harmonia. Tudo isso foi aliado ao conhecimento da antiga e ainda atual Medicina Chinesa, na qual se admite que, além dos vasos sanguíneos, há um complexo sistema de vasos e canais energéticos por onde circula a energia vital, também chamada de *Qi* (气).[5] Já diziam os tratados milenares da China: "onde flui o sangue, o *Qi* acompanha".

Quando efetuamos movimentos conscientes, de forma contínua e circular, unidos com a respiração, estamos não só ativando e relaxando o corpo físico, mas trabalhando

---

[4] Consoante o Cânon Taoista (*Daozang*, 道藏, ou Tesouro do Tao) – conjunto de milhares de textos sagrados, compilados nos anos 400, que formam o corpo principal das Escrituras Taoistas) – o objetivo fundamental do Tai Chi é o retorno do praticante ao estado original de saúde do seu corpo-mente-espírito. É o regresso à Fonte da Existência, ao *Dáo*, preconizado pela escola *Neidan*, ou de "Alquimia Interna".

[5] O significado etimológico do ideograma *Qi* (氣), na forma tradicional, é uma imagem do "vapor (气) subindo do arroz (米) enquanto este é cozido". É, frequentemente, traduzido como "ar" ou "respiração".

conjuntamente todo nosso corpo energético. Por isso, o *Tai Chi* é também às vezes chamado de "acupuntura em movimento".

Grão-mestre Wu Chao-hsiang (Wǔ Chaoxiang, 武朝相 – 1917–2000), doutor em Medicina Chinesa, nos ensina (1992) que essa graciosa arte (*Chuan*) serve para promover saúde, tanto física quanto mental e espiritual, nutrindo seu praticante de plena vitalidade. Sem limitações à idade, pode ser praticado por todos e é uma prática natural, livre, fácil e suave. Assenta-se sobre princípios clássicos do *Yi Jing* como "a flexibilidade vencendo a rigidez".

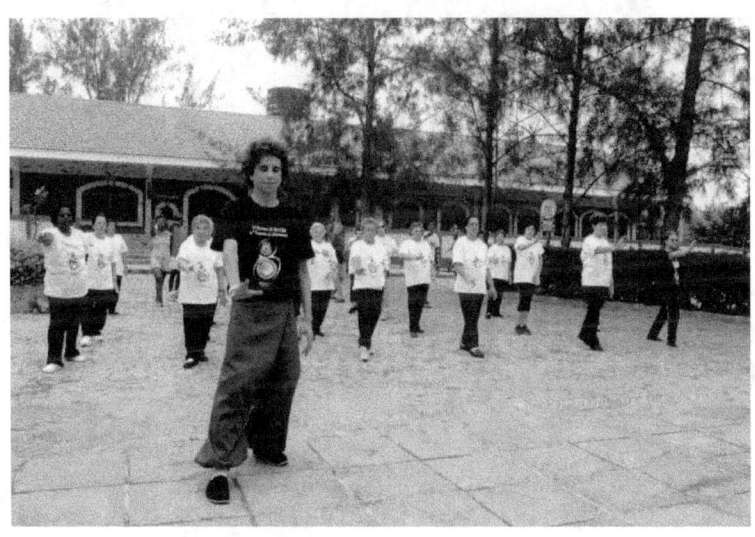

No Projeto "Pro Dia Nascer Feliz", praticava-se o TCC no estilo Yang, conforme trazido diretamente da China para o Rio de Janeiro pelo Dr. Wu Chao-hsiang, na década de 1970, e transmitido pelo Mestre Hay e pela Escola TAO TE TANG (道德堂), à qual o Projeto achava-se vinculado.

As aulas tinham duração de 1 hora, sendo divididas em três partes: **Aquecimento e Alongamento**, com duração de 15 minutos; movimentos respiratórios trabalhando coordenação, equilíbrio, força e concentração, conhecidos como **Baduanjin** (veja p. 47–48), por 20 minutos; treinamento da *Forma* (sequência encadeada de movimentos padronizados) e *Tuishou* – 推手[dois praticantes empurram um ao outro – na forma mais básica do exercício: "Empurrar de Mãos", ou *Push Hands*, sem deslocar os pés –, para ampliação de sua estabilidade física e mental, bem como controle da força e da capacidade de ceder – habilidades fundamentais do TCC], durante 20 minutos; *Volta à Calma* e finalização com exercícios de *Visualização*, por 5 minutos.

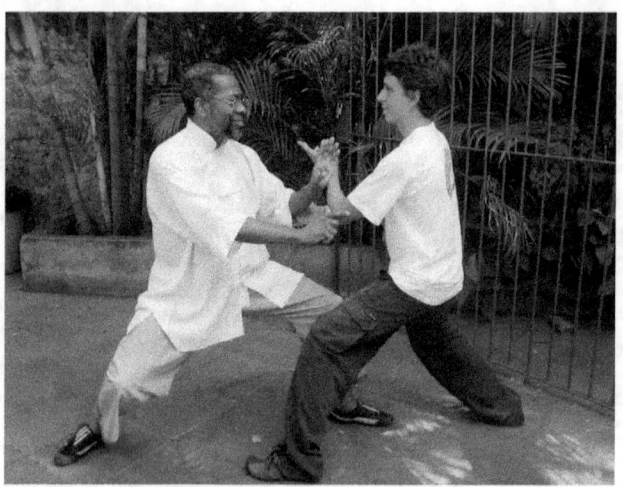

**Figura 4 –** *Tui Shou.*

## Aderir | *Lí* – Fogo sobre Fogo

 No *Tratado das Mutações* (WU CHERNG, 2016:338), lê-se: "Na Natureza, a existência do fogo está subordinada à sua adesão a algo que o sustente, e, quando ele adere à madeira, realiza plenamente a sua essência, alastrando-se sem descanso enquanto essa existir. "

No *Tui Shou*, quando Fogo está sobre Fogo em Retidão, verifica-se Lucidez no interior e no exterior. União e separação – dentro de toda união, existe a possibilidade de separação, e, dentro de toda separação, existe a possibilidade de união. O *Grande Homem* usa a contínua Iluminação para clarear os quatro cantos.

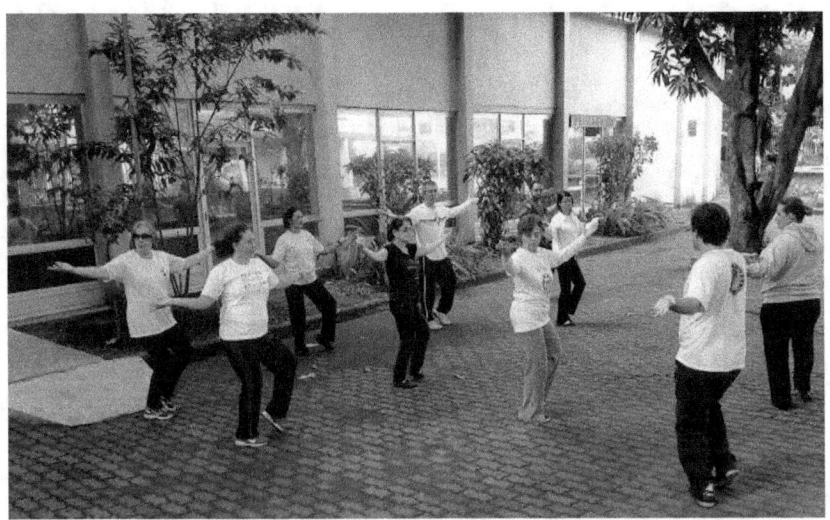

As sequências treinadas eram a Primeira Forma [primeira parte] do estilo Yang[6] – que representa a Terra, composta por 13 movimentos, segundo o método preconizado pelo GM Dr. Wu Chao-hsiang (veja p. 55–66) – e a Forma unificada de 24 movimentos, criada em 1956 em um encontro promovido em Beijing pelo Conselho Nacional de Esportes e Educação Física da China (中国奥林匹克委员会), reunindo mestres dos diferentes estilos, médicos e educadores físicos, do qual resultou um estilo que combina os componentes mais representativos das escolas tradicionais, tornando sua execução mais fácil e mais curta, o que facilita o aprendizado de novos praticantes (LI, 2001). Os movimentos dessa resultante "Forma de Beijing" são ilustrados mais adiante pelo *Shifu* Hélio (veja p. 49–54).

---

[6] Em suas primeiras formas, o Tai Chi Chuan foi distribuído em três séries, correspondendo aos Três Poderes primordiais – Terra, Homem e Céu – nos quais são divididos os hexagramas do *Yi Jing.*

## BADUANJIN

*Baduanjin* (八段锦) pode ser traduzido literalmente como "Oito peças de brocado" – referência à "associação entre a beleza e perfeição dos tecidos de seda e a riqueza e satisfação resultantes da boa saúde" –, designando sequências de oito exercícios de *Qigong* (气功 – treino da energia) externo, embora sejam também utilizados pela escola Interna de artes marciais chinesas, como treinamento básico, e pela Medicina Chinesa, como forma de manter ou recuperar a saúde, ao harmonizar os meridianos de Acupuntura e nutrir e relaxar todo o corpo, promovendo assim a circulação das *Substâncias Fundamentais (Qi, Xue e Jin Ye)*. Estende os tendões, tornando-os suaves como a seda. Tonifica o coração, fortalece os pulmões e o sistema digestivo.

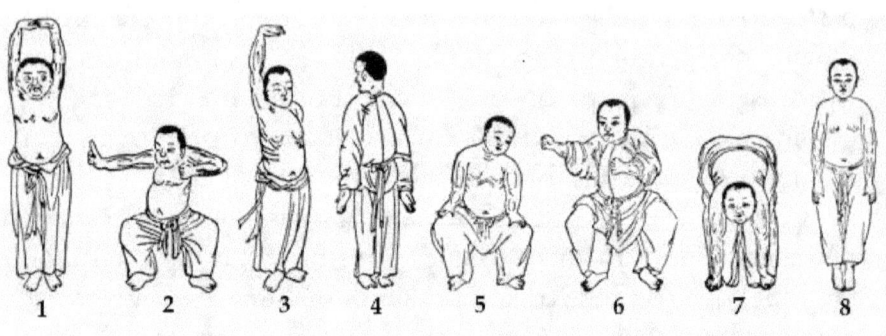

1. Sustentar o céu com as mãos (*Liangshou tuo tian li sanjiao* – 两手托天理三焦): para regular o Triplo Aquecedor.

2. Estirar o arco e lançar a flecha (*Zuoyou kai gong si she diao* – 左右开弓似射雕): para fortalecer os pulmões.

3. Separar Céu e Terra (*Tiaoli piwei xu dan ju* – 调理脾胃须单): para recuperar o apetite.

4. Olhar os calcanhares ( *Wulaoqishang xianghou qiao* – 五劳七伤向后瞧): para evitar o enfraquecimento do organismo.

5. Balançar a cabeça e o cóccix (*Yao tou bai wei qu xinhuo* – 摇头摆尾去心火): para acalmar o fogo do coração.

6. Estirar as mãos em punho com um olhar firme (*Zan quan numu zeng qili* – 攒拳怒目增气力): para fortalecer a força física.

7. Segurar a ponta dos pés (*Liangshou pan zu gu shen yao* – 两手攀足固肾腰): para fortalecer os rins.

8. Suspender os calcanhares sete vezes (*Beihou cidian baibing xiao* – 背后七颠百病消): para se recuperar da doença.

Contam-se diversas histórias sobre a origem das séries (sim, "séries", pois há variações!), a mais conhecida sustentando que o famoso General Yue Fei (岳飛) teria desenvolvido a forma original durante a dinastia Song do Sul, entre 1127 e 1279, como forma de manter a saúde de suas tropas.

Após a revolução comunista chinesa, este foi um dos primeiros conjuntos de exercícios tradicionais a ser reabilitado, na década de 1950. Despojado dos conceitos taoistas, tornou-se muito popular em toda a China, sendo inclusive praticado pelos líderes Mao Zedong e Zhou Enlai.

Na nossa prática, cada exercício é repetido até 8 vezes, dependendo da ocasião. A respiração acompanha a movimentação de modo natural. A língua toca o palato.

Como "descanso ativo", praticam-se Automassagem e a Postura da Árvore (Zhàn Zhuāng – 站椿) ou Meditação em Pé.

# FORMA DE BEIJING

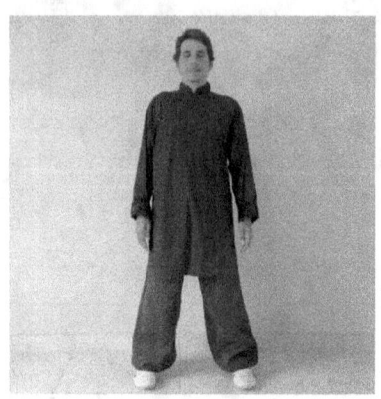

1. Começando *(Qishi* – 起势), Preparação, Início

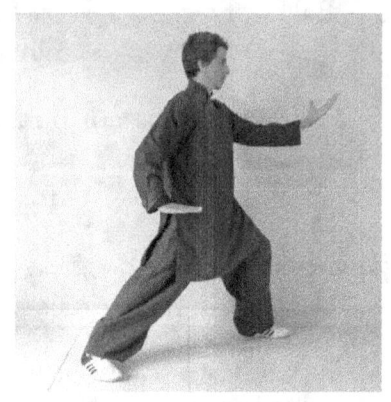

2. Separando a Crina do Cavalo Selvagem (*Zuoyou Yema Fenzong* – 左右野马分鬃), Esquerda/Direita

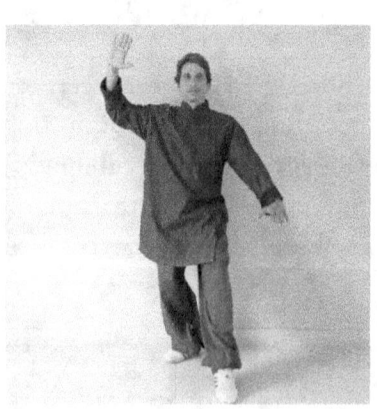

3. O Grou Branco Abre as Asas (*Baihe Liangche* – 白鹤亮翅)

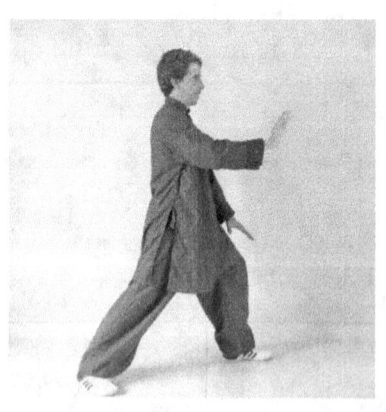

4. Limpar o Joelho e dar um Passo Adiante (*Zuoyou Louxi Aobu* – 左右搂膝拗步), Esquerda/Direita

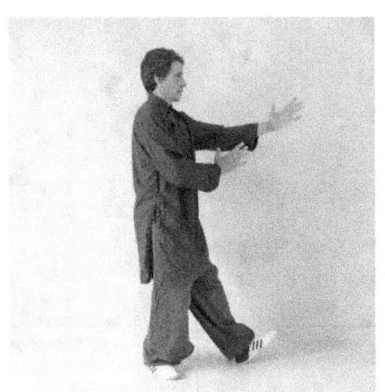

5. Tocar o Violão Chinês
(*Shouhui Pi Pa* – 手挥琵琶)

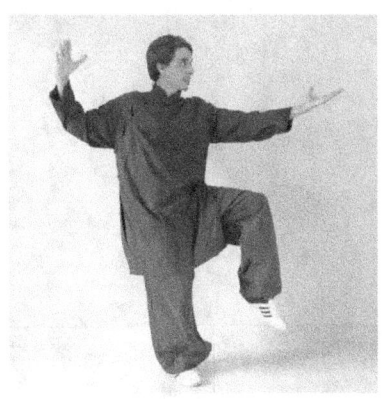

6. Recuar e Repelir o
Macaco (*Zuoyou Dao Juan
Gong* – 左右倒卷肱), *Dao
Nian Hou*, Esquerda/Direita

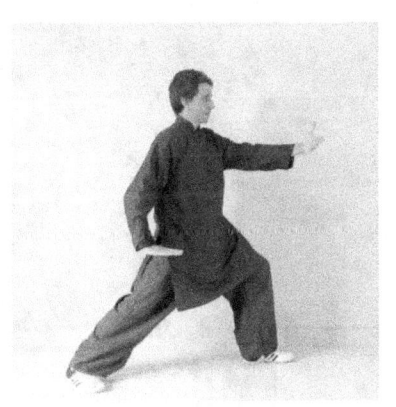

7. Alisar a Cauda do Pássaro
Esquerda (*Zuo Lan Que Wei* – 左
揽雀尾) [veja p. 70]:

a. Aparar (*Peng* – 掤);

b. Puxar (*Lu* – 捋);

c. Pressionar (*Ji* – 挤)

d. Repelir (*An* – 按)

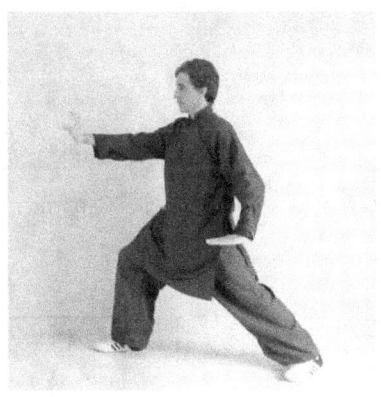

8. Alisar a Cauda do Pássaro
à Direita (*You Lan Que Wei* –
右揽雀尾). [Repetir 7 (a–d),
veja p.70.]

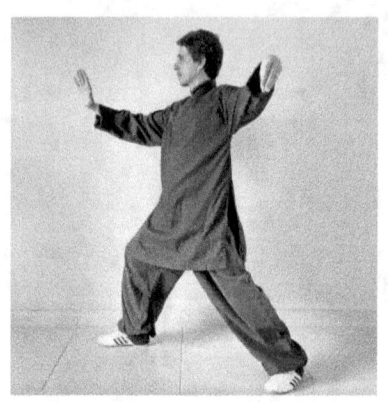

9. Chicote Simples (*Dan Bian* – 单鞭)

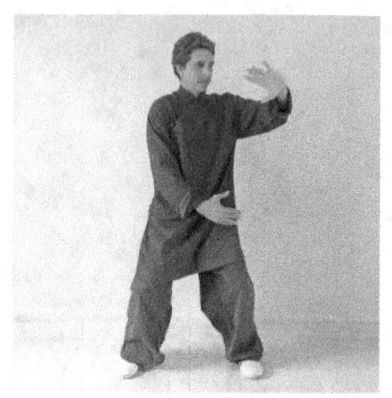

10. Mover as Mãos como Nuvem (*Yunshou* – 云手)

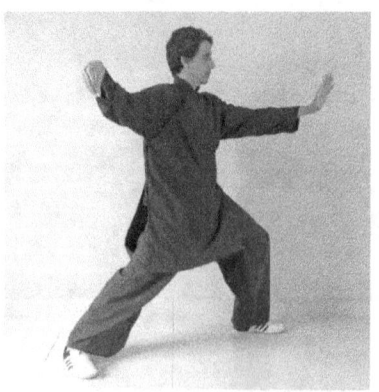

11. Chicote Simples (*Dan Bian* – 单鞭)

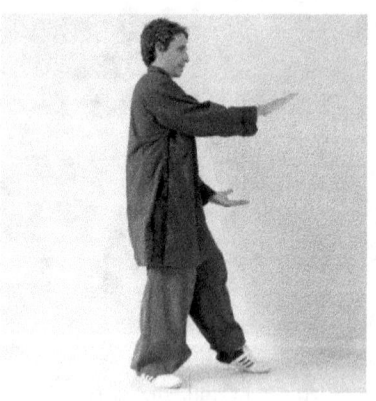

12. Acariciar o Cavalo com a Mão Erguida (*Gao Tan Ma* – 高探马)

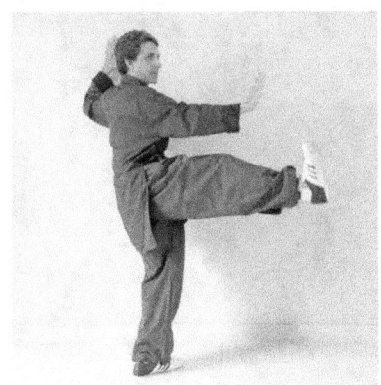

13. Chute de Calcanhar Direito *(You Deng Jiao* – 右蹬脚)

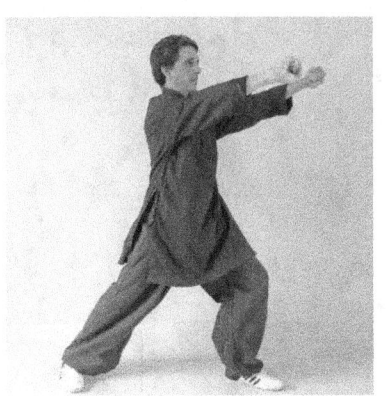

14. Golpear os Ouvidos com Ambos os Punhos *(Shuang Feng Guan Er* – 双峰贯耳)

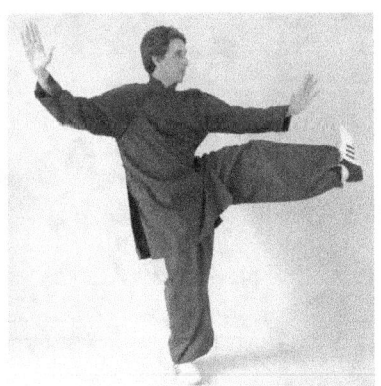

15. Virar o Corpo e Chutar com o Calcanhar Esquerdo *(Zhuanshen Zuo Dengjiao* – 转身左蹬脚)

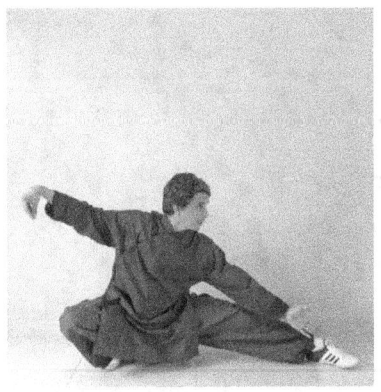

16. Serpente Rasteja à Esquerda e Galo Dourado sobre a Perna Esquerda *(Zuo Xia Shi Duli* – 左下势独立).

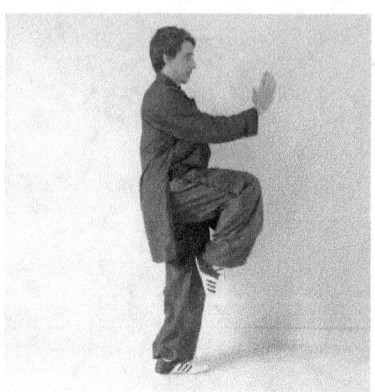

17. Galo Dourado sobre a Perna
Esquerda.
[Depois inverter: Agachar à
Direita e erguer-se sobre a perna
Direita (*You Xia Shi Duli* – 右下
势独立).]

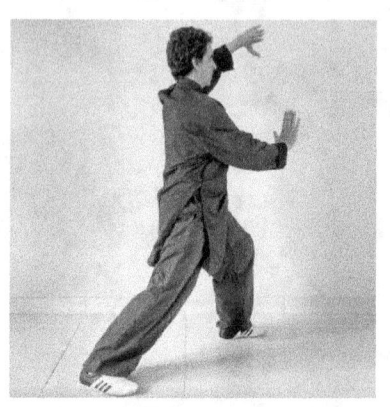

18. Lançadeira para a Esquerda
e Direita (*Youzuo Yunu
Chuansuo* – 右左玉女穿梭),
Donzela de Jade no Tear,
Quatro Cantos

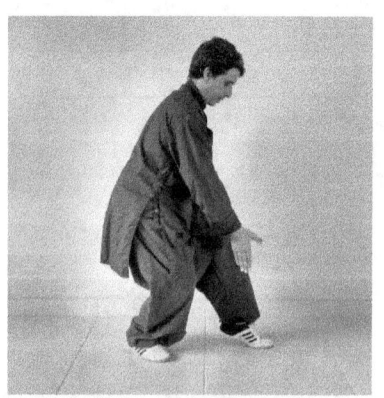

19. Agulha no Fundo do
Mar (*Haidi Zhen* – 海底针)

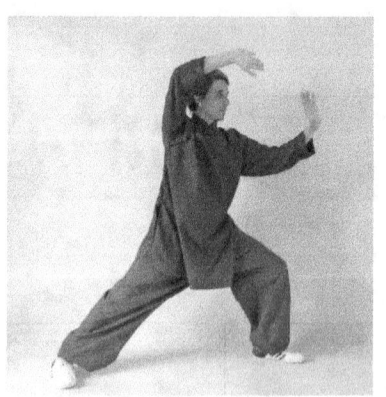

20. Leque Atravessa as
Costas (*Shan Tong Bi* – 闪臂)

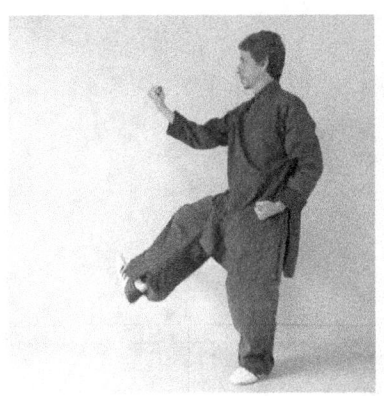

21. Virar o Corpo, Desviar, Defender e Socar (*Zhuanshen Banlanchui* – 转身搬拦捶)

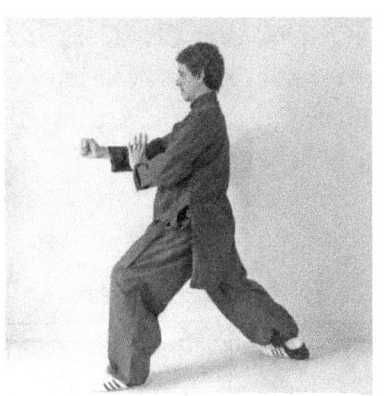

22. Fechamento Aparente (*Rufeng Shibi* – 如封似闭), Desviar e Socar, Como quem Fecha Uma Porta

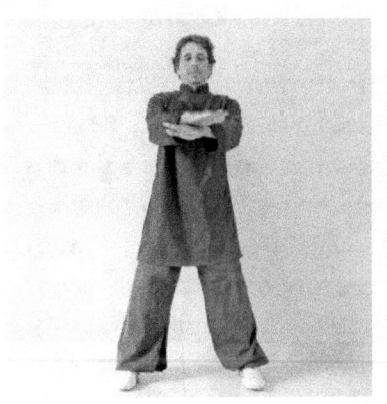

23 Mãos Cruzadas (*Shizi Shou* – 十字手)

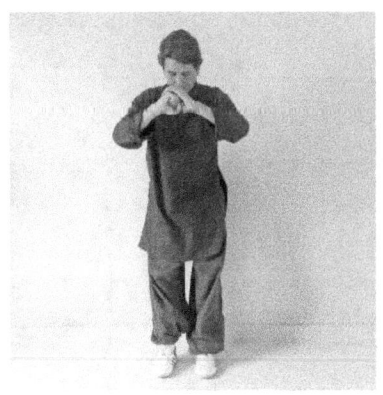

24. Fechamento (*Shoushi* – 收势)

## FORMA WU CHAO-HSIANG

Os exercícios básicos adotados em nossa Escola são ilustrados aqui em fotos do próprio Dr. Wu (WU HSIANG, 1992).[7]

### 1. Wu Qishi – *Energia Sem Limites*

Postura da Tranquilidade, do Equilíbrio da Mente e do Corpo em Harmonia com o Universo.
Energia vital unida ao Cosmo. Pensamento com o Criador.

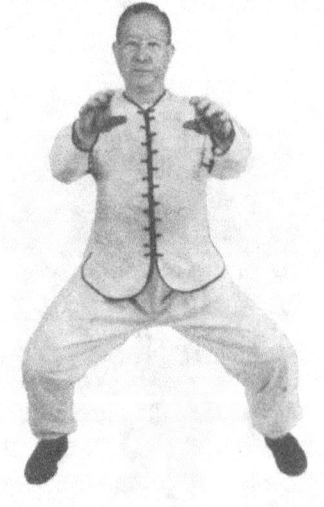

### 2. Tai Ji Qishi – *Iniciando*

Corpo firme, os pés como as raízes de uma árvore cuja energia penetra a terra (base do cavalo). Joelhos fletidos e afastados à largura dos ombros. Mente quieta, olhos semicerrados. Ponta da língua toca o palato. Coluna ereta, ombros relaxados. Respiração regular e profunda. Acalma o sistema nervoso.

---

[7] Fotografias reproduzidas com autorização das herdeiras e sucessoras do nosso Grão-Mestre, pelo que somos imensamente gratos (谢谢).

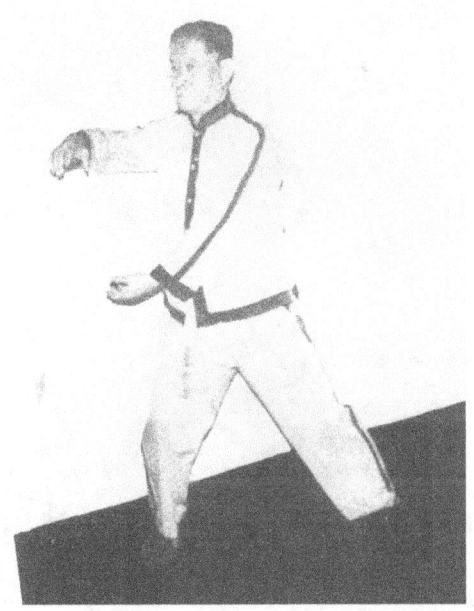

### 3. Bo Tai Ji – *Abraçando o Mundo*

Pernas afastadas, direita à frente, sustentando 70 por cento do peso corporal (base do arqueiro). Braço direito erguido acima, palma para baixo. Braço esquerdo abaixo, palma para cima. Como quem estreita uma bola.

### 4. Lan Que Wei – *Acariciar a Cauda do Pássaro*

Pernas afastadas, esquerda à frente, sustentando 70 por cento do peso corporal. Braço esquerdo erguido à altura do ombro, palma para baixo. Braço direito abaixo, palma para cima. A postura beneficia os músculos da coluna.

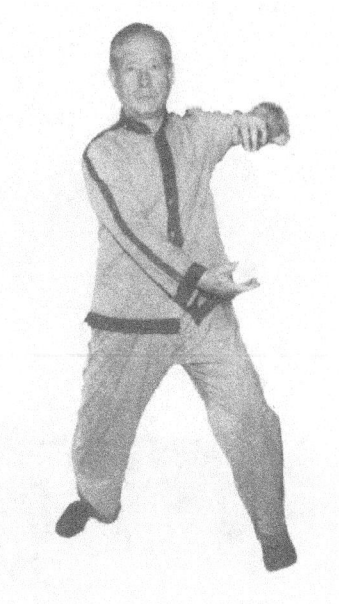

### 4.A. Peng – *Aparar*

Aqui se ilustra um ataque ao mesmo tempo vigoroso e leve. Perna direita à frente. Pé de trás firmemente enraizado. Braços erguidos com delicadeza.

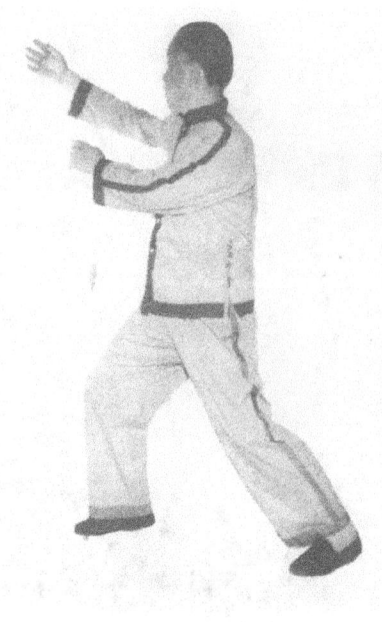

### 4.B. Lu – *Puxar*

O peso corporal é transferido 70 por cento para a perna de trás, fletida. Mãos em garra. A postura confere firmeza às pernas, combatendo-lhes a flacidez.

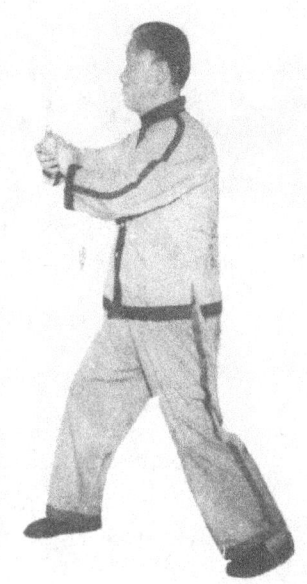

### 4.C. Ji – *Pressionar*

Braços quase formando um círculo,
palmas das mãos abertas se tocando,
esquerda por dentro, num
movimento ofensivo.

### 4.D. An – *Repelir*

Corpo na diagonal, braços
semiestendidos, palmas das mãos a 45
graus. Pernas afastadas, com os joelhos
levemente flexionados. Pés firmemente
apoiados no chão. O peso se transfere
abruptamente da perna de trás para a
da frente. Ajuda a disparar a energia e
relaxa todo o corpo. Melhora a
circulação e fortalece o coração.

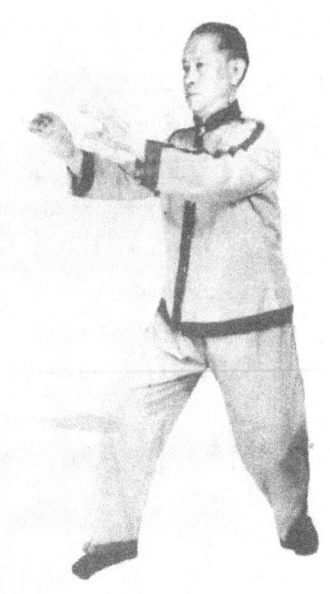

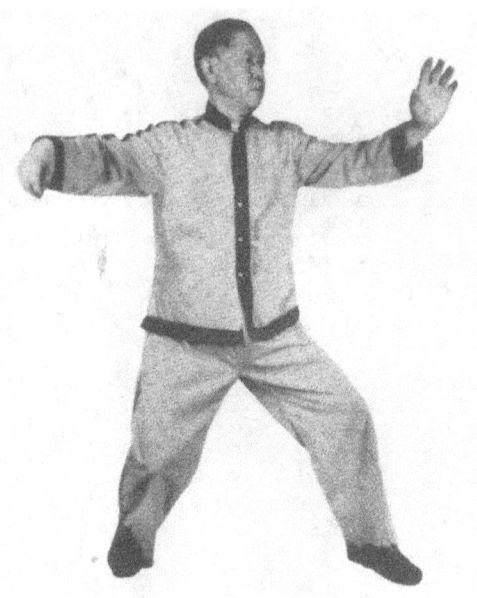

### 5. Danbian – *Chicote Simples*

Braços abertos. Palma esquerda aberta adiante, mão direita em gancho para baixo. Perna esquerda à frente, sustentando 70 por cento do peso corporal. Postura de defesa e contra-ataque. Confere equilíbrio a todo o corpo.

### 6. Ti Shou Shangshi – *Avançando com a Mão Suspensa*

Corpo de lado. Mão direita, em garra, à frente, na altura do rosto. Mão esquerda, também em garra, à altura do cotovelo direito, guarnecendo a linha central. Perna direita à frente, levemente dobrada. Peso na perna de trás, um pouco mais dobrada. A postura equilibra mente e corpo.

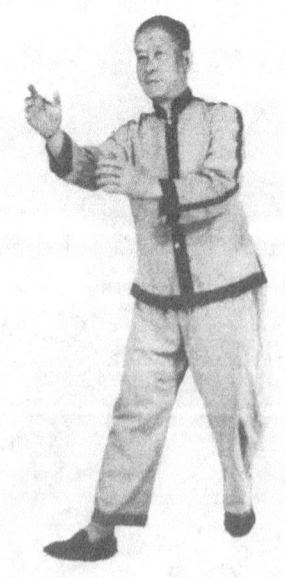

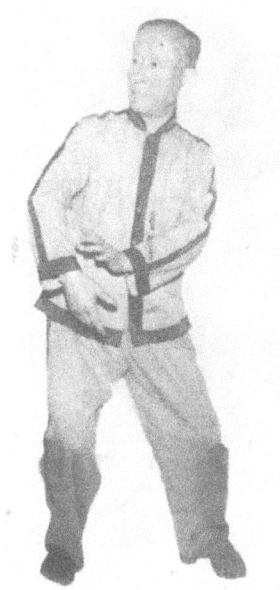

### 7. *Baihe Liangche* — O *Grou Branco Abre as Asas*

### 7.A. *Golpe de cotovelo (Zhǒu, 肘) e de ombro (Kào, 靠)*

Perna direita dobrada, esquerda quase esticada. Pés firmes no chão. Braço direito levemente inclinado, palma para cima, pontas dos dedos para baixo. Braço esquerdo inclinado para a frente, como se acariciasse a asa de um pássaro.

### 7.B. Defendendo-se com as asas

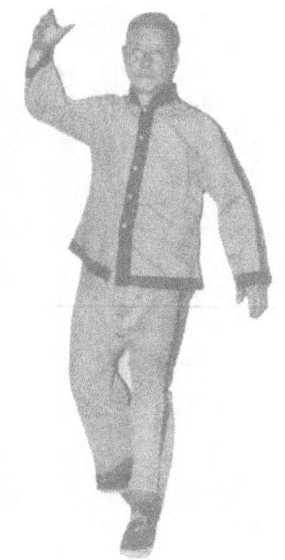

Peso do corpo na perna direita recuada e flexionada. A perna da frente está levemente dobrada e apenas a ponta do pé esquerdo toca o solo (pronto para desferir um chute). Braço direito erguido, mão entreaberta à altura da têmpora. Braço esquerdo algo adiantado, levemente fletido, palma para baixo. Vigorosamente abertas, as "asas" servem também para o ataque.

### 8. Louxi Aobu – *Limpar o Joelho e dar um Passo Adiante*

Corpo ereto. Braço direito acima, palma entreaberta, disparando energia contra o peito do adversário. Braço esquerdo para baixo, levemente inclinado, palma para baixo, defendendo o joelho contra um pontapé. Perna esquerda fletida para frente, suportando firmemente 70 por cento do peso do corpo.
Durante os movimentos giratórios dos braços, o peito se move um quarto de volta.
Confere firmeza e equilíbrio.

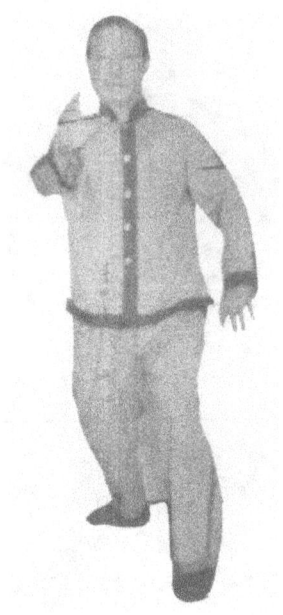

### 9. Shouhui Pi Pa –

*Tocar o Violão Chinês*

Corpo de perfil. Braço esquerdo erguido, como se tocasse as cordas de um instrumento (*pipa*). Braço direito dobrado, com a mão bem relaxada. Isso permite a aplicação de uma chave de braço. Perna esquerda à frente, pé fletido, tocando o solo apenas com o calcanhar. Peso 70 por cento na perna de trás, joelho flexionado.
Ativa a mente e tranquiliza o coração.

### 10. Zuoyou Louxi Aobu –
*Limpar o Joelho e dar um Passo Adiante*
*– Esquerda/Direita*

### 10.A. Esquerda *(Zou)*

Corpo de perfil. Braço direito acima, palma entreaberta, disparando energia contra o peito do adversário. Braço esquerdo para baixo, levemente inclinado, palma para baixo, defendendo o joelho. Perna esquerda fletida para frente, suportando 70 por cento do peso corporal.

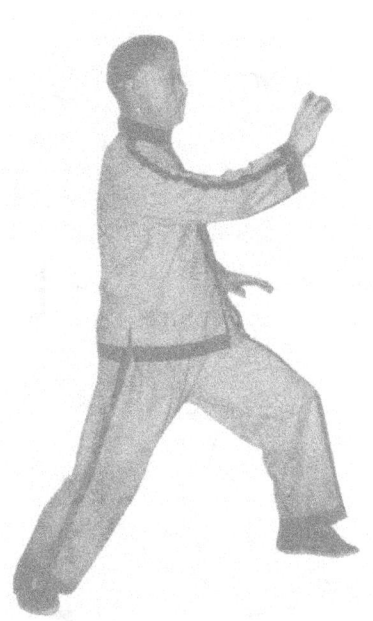

### 10.B. Direita *(You)*

Corpo de perfil. Braço esquerdo acima, palma entreaberta, disparando energia contra o peito do adversário. Braço direito para baixo, levemente inclinado, palma para baixo, defendendo o joelho. Perna direita fletida para frente, suportando 70 por cento do peso.

[Repetir o Movimento 9: *Pi Pa – Tocar o Violão Chinês* – à direita.]

### 11. Banlanchui –
*Desviar, Defender e Socar*

### 11.A. Ban – *Desviar à Esquerda*

Braços esquerdo e direito em posição de defesa. Palmas para baixo desviando um ataque para o lado esquerdo do corpo. Pernas cruzadas, direita atrás. Pés firmes no chão.

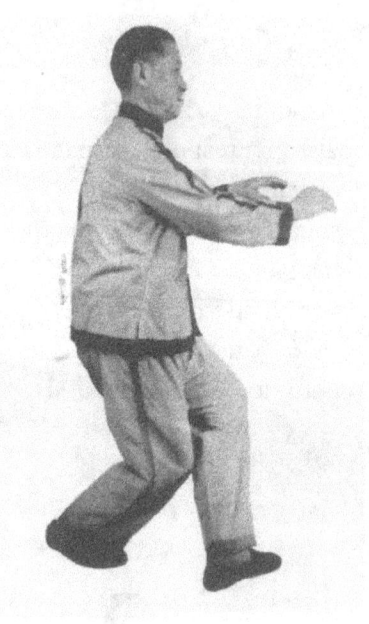

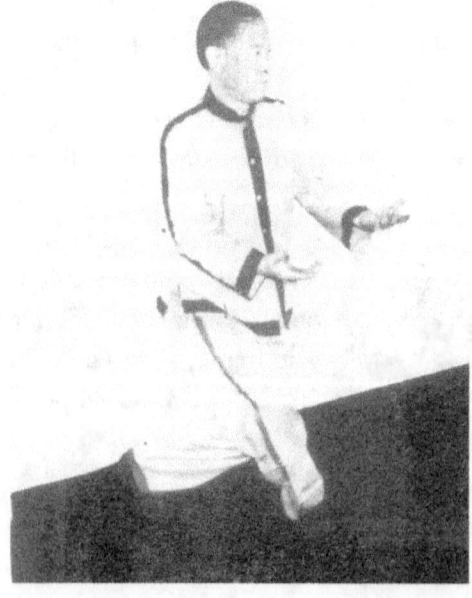

### 11.B. Lan –
*Defender à Direita*

Braços direito e esquerdo em posição de defesa. Palmas para cima ao lado direito do corpo, prontas para empurrar. Pernas cruzadas, esquerda atrás. Pés firmes no chão.

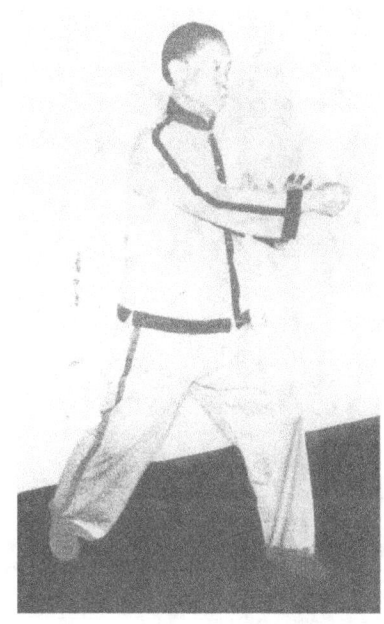

### 11.C. Chui – *Socar*

Braços para a frente em posição de
ataque. Punho direito adiante,
fechado no "Soco do Sol". Palma
esquerda aberta, quase tocando o
punho oposto. Pernas na base do
arqueiro, esquerda à frente.

### 12. Rufeng Shibi –
*Fechamento Aparente*

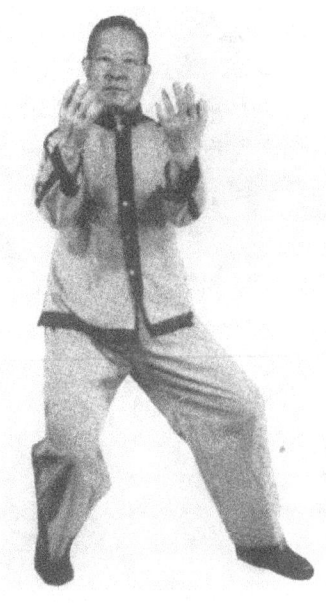

### 12.A. Defesa de Bofetada à Direita

Braços dobrados, palmas voltadas para
o si à altura do queixo, dedos para
cima. Movimento giratório do tronco à
direita. Peso do corpo se transfere à
perna direita recuada.

### 12.B. Defesa de Bofetada à Esquerda

Defesa girando o tronco à esquerda, corpo ereto. Braços como no movimento anterior. Transferência do peso do corpo para a perna esquerda adiante.

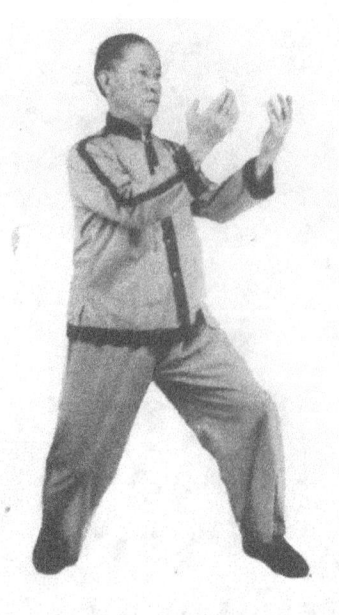

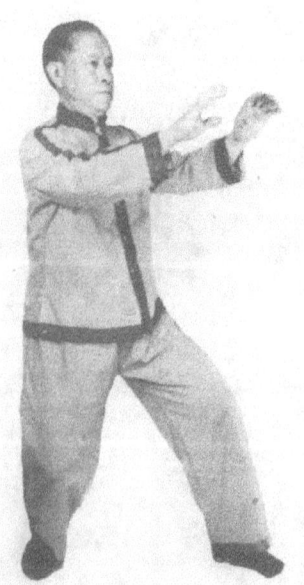

### 12.C. Disparar Energia

Corpo avança, atacando com vigor. Braços quase estendidos, palmas em posição de agarrar, qual um tigre. Peso do corpo é deslocado para a perna esquerda à frente, enquanto se dispara a energia junto com a expiração.

### 13. Shizi Shou – *Mãos Cruzadas: Encerramento*

A primeira série de exercícios (Terra) se encerra com a concentração de energia.

Os pés afundam na Terra, peso igualmente distribuído pelas duas pernas.

O topo da cabeça se ergue para o Céu.

As mãos cruzadas diante do centro do corpo (*Xia dantian*, 下丹田, campo do elixir), palmas para cima, recolhem a Grande Energia Cósmica.

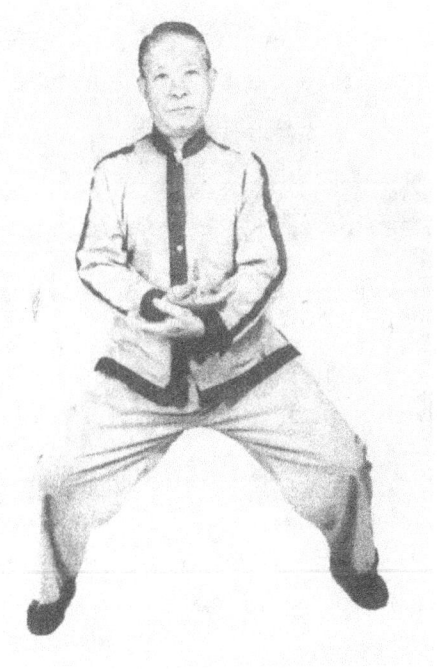

*Céu Homem e Terra em Harmonia.*

## PRINCÍPIOS E PRÁTICA

Apontaremos aqui alguns princípios básicos da prática de TCC. Com a prática, vamos aprofundando esses princípios que são, ao mesmo tempo, metas a serem alcançadas.

Às vezes comparamos o *Tai Chi* à escrita: é necessária prática constante para aprender as letras, uni-las em sílabas, formar palavras, e, enfim, organizá-las lógica e, até mesmo, poeticamente. A dedicação fará com que esses princípios surjam e se enraízem em nosso ser.

☯ *Tranquilidade e Concentração*: são estados mentais que o praticante deve buscar durante a prática.

☯ *Fluidez*: A respiração deve ir e vir, sem paradas, sem esforço. O sangue também deve estar fluindo livremente, o que acontece quando nos movemos harmoniosamente.

☯ *Suavidade*: Os movimentos devem ser suaves e regulares, redondos, num mesmo ritmo, sem paradas abruptas.

☯ *Equilíbrio*: O praticante deve ter uma boa base, saber distinguir o vazio do cheio, o leve do pesado, encontrar seu próprio eixo e mover-se graciosamente, fazendo a constante distribuição de peso nos membros superiores e inferiores.

☯ *Centralização*: A cabeça deve estar alinhada com a coluna e o corpo, ereto, para que cada órgão esteja em seu devido lugar e todo o corpo se beneficie com o movimento. É muito importante lembrar-se da frase "pés enraizados no chão e cabeça tocando o céu", que ajuda a mantermos de maneira confortável a posição correta. Tentar encontrar o eixo, não só ao nível físico, mas também psicológico e energético, deve ser o seu objetivo a médio e longo prazos.

❧ *Relaxamento*: Naturalmente, o homem busca o relaxamento (ou pelo menos anseia por ele). A saúde depende de nos livrarmos das tensões desnecessárias e administrarmos as inevitáveis. A prática correta irá fazer relaxarmos cada vez mais, e para isso é necessária a observação dos princípios.

❧ *Continuidade*: A forma posterior inicia-se na anterior. A prática bem-feita assemelha-se a um rio comprido que flui livre e pacificamente, como revelam os poéticos textos chineses.

❧ *Coordenação*: Corpo, mente, respiração e energia devem estar coordenados. Mãos e pés movem-se harmoniosamente, assim como os braços e as pernas, o tronco, a cabeça, o olhar, o quadril e a cintura.

A seguir, alguns conselhos dos mestres desta arte milenar:

❧ *Mantenha a calma*

Somente a prática constante leva ao movimento pleno. Concentre-se no que você está fazendo, por mais simples que seja, e observe. Evite comparações e julgamentos. Grandes conquistas precisam de tempo. O *Tai Chi* é um instrumento que nos ajuda em nosso aperfeiçoamento;

❧ *Equilibre as forças Yin e Yang*

É essencial compreendermos que vivemos em um mundo dual, em cujo caminho fazemos constantes escolhas, conscientes ou inconscientes. Uma moeda tem dois lados. Aquilo que nos acontece tem seu lado oculto que não é revelado imediatamente. Perceber os dois lados da vida e equilibrar luz e sombra, razão e intuição, céu e terra, movimento e repouso, é a chave para apreensão do estado *Tai Chi*;

❧ *Mantenha relaxados o quadril e a cintura.*

☯ *Alinhe a coluna, relaxe os ombros, e mantenha os cotovelos abaixados ao erguer os braços.*

☯ *Una o movimento à respiração e ao pensamento (intenção – yi).*

☯ *Amplie a percepção do espaço que o envolve e ligue o alto e o baixo, una o interior e o exterior.*

☯ *Enraíze os pés na terra e deixe a cabeça ser puxada pelo céu.*

☯ *Aja sem agir – wei wu wei* (为无为)

Este é o princípio prático central da filosofia taoísta, correspondente a um modo de viver cujo objetivo é restaurar o estado original de harmonia perfeita com o Tao: não faça nada de artificial, convencional ou exclusivamente voluntário, não use de engenhosidade para forçar as coisas a serem como deseja. Adote uma conduta completamente serena, sem esforço, nem tensão, não interfira no curso natural dos acontecimentos.

Nas palavras do Mestre Zhang Sang Feng, criador desta arte:

> "Quando começas a mover-te, o corpo inteiro deve estar leve e ágil. Cada parte do corpo deve estar ligada a todas as outras partes. (...) A forma deve ser suave, sem irregularidades; deve ser contínua, sem interrupções. A energia interna, o *Qi*, tem suas raízes nos pés, cresce nas pernas, é controlada pelos quadris, sobe pelas costas e chega aos braços e às pontas dos dedos. (...) A aplicação desses princípios promove a fluidez do movimento de Tai Chi em qualquer direção: para a frente, para trás, para a direita e para a esquerda. (...) Nas formas longas, o corpo deve mover-se como o fluxo rítmico da água num rio ou como as suaves ondulações do oceano" (LIAO, 2003).

## AS TREZE POSTURAS

Como arte marcial, o TCC se baseia em treze conceitos fundamentais (*shi san shi* 十三势). Esses movimentos ou posturas podem ser reconhecidos nas diversas formas praticadas pelos diferentes estilos, cada qual interpretando tais conceitos com pequenas variações.

São conhecidas como "as oito portas e os cinco passos". As "oito portas" (*Bā Mén*, 八門) se associam às oito direções representadas pelos oito trigramas do *Bā Guà* (八卦), elementos básicos na constituição do *Yi Jing*.

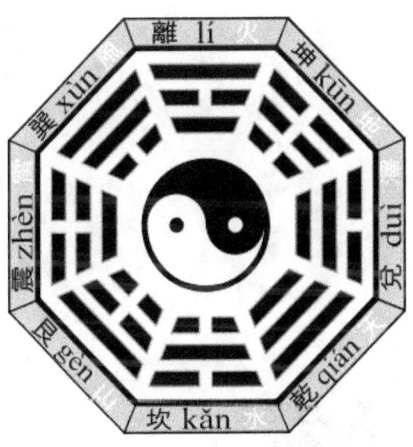

*Bā Guà* do Céu Posterior.

Os quatro lados (*si zheng*, 四正):

*Péng* – 掤 (Aparar: *Qián* – Céu)

*Lu* – 履 (Puxar para trás: *Kūn* – Terra)

*Ji* – 擠 (Pressionar: *Kǎn* – Fogo)

*Àn* – 按 (Empurrar: *Lí* – Água)

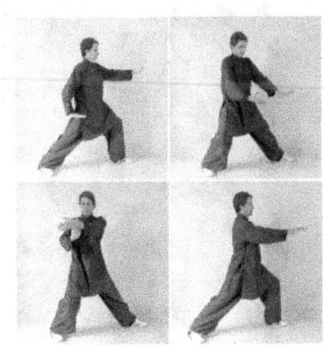

Os quatro cantos (*si yu*, 四隅):

*Cai* – 採 (Puxar: *Xùn* – Vento)

*Liè* – 挒 (Romper: *Zhèn* – Trovão)

*Zhou* – 肘 (Golpe de cotovelo: *Duì* – Lago)

*Kào* – 靠 (Golpe de ombro: *Gèn* – Montanha)

Os "cinco passos" (*Wǔ bù*, 五步) podem ser relacionados aos Cinco Elementos ou Movimentos cósmicos (*Py Wǔ Xíng*, 五行): Madeira (木), Fogo (火), Terra (土), Metal (金) e Água (水).

*Jìn bù,* 進步 (Avançar: Metal)

*Tùi bù,* 退步 (Recuar: Madeira)

*Zuo gù,* 左顧 (Olhar à esquerda: Água)

*Yòu pàn,* 右盼 (Olhar à direita: Fogo)

*Zhōng dìng,* 中定 (Equilíbrio central: Terra)

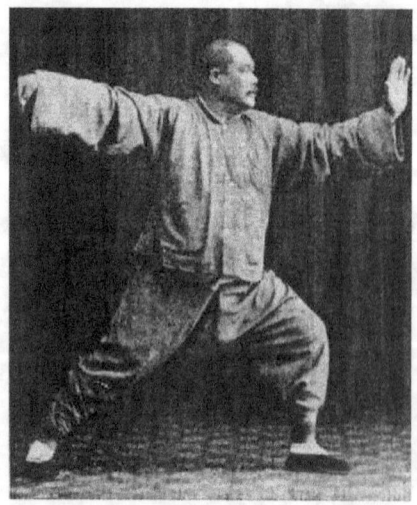

**Yang Chengfu** (1883–1936), o mais famoso mestre do estilo Yang, na clássica postura do Chicote Simples.

## CONTRIBUIÇÃO PARA A SAÚDE NA MATURIDADE

O Tai Chi Chuan (TCC) oferece um sistema suave de exercícios para promover a saúde e a vitalidade (KIT, 2003).

O TCC é um exercício lento e de baixo impacto. Durante a prática, a respiração diafragmática é coordenada com os movimentos graciosos que visam à aquisição da tranquilidade mental. O TCC é praticado em posturas e/ou posicionamentos semiagachados, e a intensidade do exercício pode ser facilmente ajustada, através do controle da angulação do joelho. As posições menos agachadas e os treinos mais curtos são indicados para os indivíduos com menor nível de aptidão física e/ou para idosos; as posturas mais agachadas e os treinos de maior duração são adequados para os praticantes mais jovens e para os que apresentam maior nível de aptidão física (LAN et al., 2003).

O TCC tem efeitos benéficos nos componentes do condicionamento físico e pode produzir uma redução significativa no risco de quedas múltiplas.[8] É o que demonstra o artigo publicado no Jornal Britânico de Medicina Esportiva. Nesse estudo, realizado com um grupo de homens entre 60 e 70 anos, comparado com um grupo de sedentários, o grupo TCC obteve resultados significativamente melhores nos testes aplicados pelos cientistas do Departamento de Ciência dos

---

[8] Cabe aqui ressaltar que condicionamento físico e saúde não são sinônimos e nem sempre coexistem. Exercícios como o *Tai ji* e o *Qi Gong* têm como objetivo, além de desenvolver músculos e tendões, nutrir os órgãos internos e promover a saúde integral (*wellness*): física, mental e espiritual. Em síntese, nutrir conscientemente a vida, como preconiza o sistema *Yang Sheng* Fa (养生法) – estilo de vida taoísta, base da medicina chinesa, que inclui também consciência ambiental, meditação, automassagem, regulação de hábitos dietéticos, suplementos à base de ervas e chás.

Esportes e Educação Física da Universidade Chinesa de Hong Kong.

A pesquisa, coordenada pelo Dr. Hong (2000), concluiu que a prática constante e prolongada de TCC tem efeitos favoráveis na promoção do equilíbrio, flexibilidade e função cardiovascular em idosos.

Em outro estudo, bem mais amplo, realizado na mesma Universidade, pelo Departamento de Ciência dos Esportes e Educação Física em conjunto com o Departamento de Ortopedia e Traumatologia, Li (2001) verificou, após testes em 2..216 pessoas dos gêneros masculino e feminino, que o TCC, de fato, tem efeitos positivos nas funções cardiorrespiratória (FCR) e musculoesquelética, no controle postural e na redução de quedas experimentadas por idosos. O estudo objetivava avaliar os efeitos característicos do TCC no metabolismo, além de medir os efeitos sobre a FCR, o controle mental, a capacidade imunológica, além do fator de prevenção de quedas em idosos. Para tanto, foram realizados testes clínicos (taxa metabólica, frequência cardíaca, pressão sanguínea, $VO_2$máx., capacidade imunológica, quedas e fatores relacionados) e revisão bibliográfica de 31 estudos publicados em jornais científicos chineses e ingleses, com duas preocupações: tanto verificar as respostas fisiológicas durante a prática de TCC, como checar o impacto dessa prática na saúde geral e no *fitness*.

Ressalta-se que nessa pesquisa verificou-se que, em 9 dos 31 artigos, o TCC foi classificado com atividade física moderada, isto é, a demanda de oxigênio não é maior que 55% da capacidade pulmonar. Concluiu-se que o TCC é um exercício de intensidade moderada, benéfico para a função cardiorrespiratória, capacidade imunológica, controle mental, flexibilidade e controle do equilíbrio. Sua prática aumenta a força muscular e reduz o risco de quedas em idosos. A recomendação do TCC como exercício aeróbio apropriado para indivíduos idosos é repetida por LAI et al. (1995), após estudos avaliando a função cardiorrespiratória entre sujeitos sedentários e praticantes de TCC, durante 2 anos.

Lan (2002), após pesquisas realizadas pelo Departamento de Medicina e Reabilitação do Hospital Universitário Nacional de Taiwan, constatou que a prática de TCC por um longo prazo pode atenuar o declínio das funções físicas com a idade, sendo, consequentemente, um exercício apropriado para indivíduos idosos e de meia-idade. Conforme a pesquisa, o TCC pode ser prescrito como alternativa de exercício para pacientes selecionados com doenças cardiovasculares, ortopédicas ou neurológicas e pode reduzir o risco de quedas em indivíduos idosos. A intensidade do exercício de TCC dependerá do estilo praticado, da postura e da duração, e os participantes podem optar por realizar as séries completas ou alguns movimentos selecionados conforme suas necessidades. Esse artigo também conclui que o TCC tem benefícios potenciais para a promoção de saúde e é apropriado para ser implementado em comunidades.

Melo et al. (2004), citando estudo realizado por Tsang, constataram melhoras nos níveis de equilíbrio em idosos em um período de quatro semanas de treinamento intensivo de TCC. WOOLF (1996), em estudo realizado com 200 indivíduos acima de 70 anos, realizou as seguintes medições: força, flexibilidade, resistência cardiovascular, composição corporal, capacidade funcional e bem-estar psicossocial (CED-D *scale*, questionário de medo de quedas, autopercepção do estado de saúde atual e futuro, percepção da qualidade de sono, entre outros). Esses idosos também tiveram suas quedas monitoradas continuamente ao longo dos quatro meses da pesquisa.

Após ajustes dos fatores de risco de quedas, o TCC reduziu a ameaça de quedas múltiplas em 47,5%. A conclusão a que os pesquisadores chegaram é de que o TCC pode intervir com impacto favorável, nos níveis biomédico e psicossocial, para redução de fraturas. Essa intervenção também tem efeitos positivos sobre a ocorrência das quedas. Ao final, a pesquisa ressalta que o TCC justifica maiores estudos como exercício e tratamento para melhorar a saúde de pessoas idosas.

Outra pesquisa realizada pelo Departamento de Medicina Física e Reabilitação do Hospital Universitário Nacional de Taiwan, na China, coordenada por Lan et al. (1995), objetivava avaliar a função cardiorrespiratória, flexibilidade e composição corporal entre praticantes geriátricos de TCC. Tratou-se de estudo de caso separando grupos de controle entre praticantes de TCC e sedentários, com as medições acontecendo no laboratório de fisiologia do exercício do hospital mencionado, utilizando esteira ergométrica para avaliar a função cardiorrespiratória, a flexibilidade toracolombar foi medida por um aparelho chamado de inclinômetro digital e a composição corporal foi obtida através da medida das dobras cutâneas do bíceps e subescapular.

O grupo do TCC já praticava a técnica por mais de 5 anos, numa média de quatro vezes por semana, cada sessão com 55 minutos de duração. Os resultados demonstraram que, nos homens praticantes de TCC, o $VO_2máx$. era 19% superior ao do grupo de sedentários, alcançando um percentual semelhante nas mulheres, cuja diferença foi de 18% a mais para as que praticam TCC, em relação às sedentárias. Os praticantes de TCC também apresentaram melhor aproveitamento do oxigênio no limiar ventilatório.

Outro dado obtido com o estudo foi melhor flexibilidade e menor percentual de gordura dos praticantes de TCC em relação aos sedentários. Na conclusão, Lan sugere o TCC como um exercício apropriado para a melhora do condicionamento físico de idosos, devendo ser prescrito por médicos, devido aos benefícios relacionados ao *fitness* por ele promovidos.

Lan (1998) apresenta ainda mais uma pesquisa, desta vez, acompanhando um grupo de idosos que praticaram TCC por 12 meses, avaliando a saúde física desses praticantes e comparando-a aos resultados obtidos com sedentários. Os praticantes realizavam as aulas de TCC de 4 a 5 vezes por semana, em sessões diárias de 55 minutos, e tiveram a função cardiorrespiratória, força, flexibilidade e percentual de gordura medidos antes do início e após o final do estudo.

Após 1 ano de treinamento, os praticantes de TCC de sexo masculino apresentaram uma melhora de 16,1% no $VO_2$máx., enquanto o aumento do consumo máximo de oxigênio entre as mulheres praticantes de TCC foi de 21,3%.

Tanto os praticantes do gênero masculino quanto os do feminino obtiveram respostas positivas também em relação ao aumento da flexibilidade, da força dos músculos extensores e flexores do joelho, enquanto o grupo de controle, composto por sedentários, não apresentou mudanças significativas nessas variáveis. A pesquisa chega, mais uma vez, à conclusão de que o TCC é benéfico à saúde de gerontes.

Em relação à temida sarcopenia (perda de massa e força na musculatura esquelética com o envelhecimento – a partir dos 25 anos, perde-se cerca de um terço da massa muscular com a idade, começando com queda de 0,5% ao ano e aumentando até cerca de 1% ao ano a partir dos 65 anos de idade), o TCC parece ser de grande auxílio para evitar a perda da força muscular em idosos e suas consequências na diminuição da autonomia. Sua realização acontece em posturas semiagachadas, e em diversas graduações de contrações musculares concêntricas e excêntricas que se fazem necessárias em posturas peculiares.

Na investigação intitulada *Frailty and Injuries Cooperative Studies of Intervention Techniques* (FICSIT) de Connecticut, EUA, um programa de TCC preservou os ganhos de força obtidos com um programa específico de treinamento de força com 3 meses de duração, realizado anteriormente. Tal resultado indica que a prática do TCC poderia manter a força muscular dos membros inferiores.

Jacobson et al. (1997) relatam que um programa de TCC com 12 semanas de duração pode promover melhorias na força da musculatura extensora do joelho.

Lan et al. (2003) verificaram que um programa de TCC com 6 meses de duração era eficaz na promoção de ganhos de força na musculatura extensora do joelho. Após o treinamento, os praticantes de TCC (sexo masculino) experimentaram ganhos de 13,5 a 24,2% na força isocinética das contrações concêntricas e de 15,1 a 23,8% nas contrações excêntricas.

Melhoras na função endotelial e circulação periférica – sugerindo a possibilidade de retardo nos declínios das respostas venosas e arteriais associadas ao envelhecimento –, aumento dos níveis de HDL no sangue, melhora do sistema imunológico, diminuição da tensão, ansiedade, estresse e melhora na autoestima, diminuição da pressão arterial são benefícios relacionados à prática de TCC averiguados em diversas pesquisas revisadas por Lan et al. (2003), que levaram esses cientistas a sugerir aplicações clínicas do TCC, alicerçados em mais pesquisas na área de saúde.

Entre essas indicações, encontramos a aplicação do TCC para: doenças arteriais coronarianas, hipertensão, prevenção de quedas, artropatias e disfunções neurológicas, como lesões cerebrais graves e esclerose múltipla.

Contudo, há que se frisar que os benefícios do TCC não são apenas físicos. O aspecto meditativo do TCC e sua ênfase nos movimentos relaxados contribuem para a serenidade da mente e clareza do pensamento.

O TCC ajuda a melhorar a qualidade da mente, de modo que possamos aplicar melhor os conhecimentos adquiridos, mentais ou práticos. Cada movimento de TCC é um treinamento para a mente: quando fazemos um movimento, a mente está nesse movimento; quando se ajusta a respiração, a mente se dedica a dirigir o fluxo do *Qi* para o local desejado.

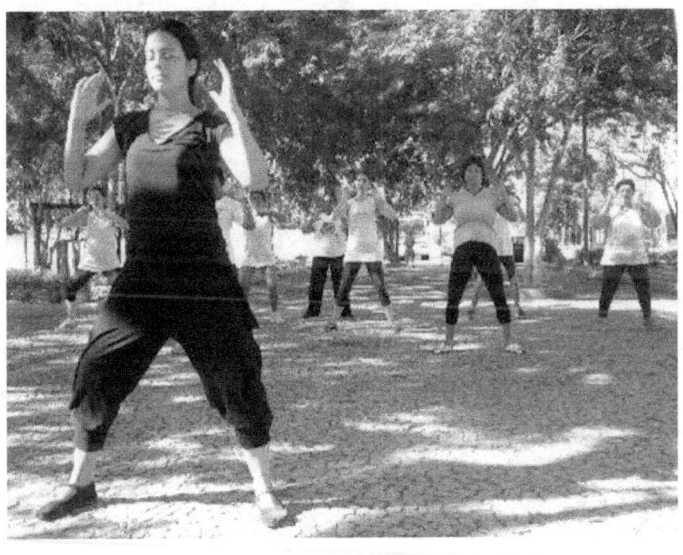

A capacidade de concentração, controle e relaxamento da mente, desenvolvida com o treinamento do TCC, pode ser usada com vantagens na vida diária (KIT, 2003).

# 3. A PESQUISA

*E*ste estudo é do tipo descritivo, no qual foram levantados os dados referentes ao nível de equilíbrio estático e dinâmico, segundo o protocolo do CELAFISCS (2000) e ao nível de Capacidade Funcional, segundo o protocolo GDLAM (2004), entre mulheres idosas praticantes de TCC, comparando os resultados obtidos aos já auferidos nos dois protocolos citados.

As variáveis foram observadas, coletadas, registradas, analisadas e relacionadas, sem, no entanto, serem manipuladas (THOMAS e NELSON, 2002).

## SUJEITOS

A população deste estudo foi constituída por 10 idosos, do gênero feminino, praticantes de TCC no Projeto "Pro Dia Nascer Feliz", em Campos dos Goytacazes, com idades entre 60 e 79 anos.

### Critérios de Inclusão

Mulheres dentro da faixa etária compreendida entre 60 e 80 anos de idade;

Praticantes de TCC há pelo menos doze meses;

Idosas não praticantes de outras atividades físicas além do TCC;

Assiduidade de, ao menos, duas vezes por semana

Assinatura do termo de consentimento livre e esclarecido (Anexo I).

## MATERIAIS E MÉTODOS

O método adotado para determinar a estabilidade foi o protocolo utilizado pelo Centro de Estudos do Laboratório de Aptidão Física de São Caetano do Sul – CELAFISCS, através do Projeto Longitudinal de Envelhecimento e Aptidão Física de São Caetano do Sul, utilizando os testes disponíveis para avaliar a aptidão física e capacidade funcional de indivíduos acima de 60 anos de idade pesquisados em literatura especializada, bem como os testes que fazem parte da bateria de testes utilizados no grupo de avaliação do Programa de Autonomia para a Atividade Física da USP.

Foram utilizados dois testes.

O primeiro, para avaliar equilíbrio estático com controle visual (E.E), conforme a padronização da bateria de Williams e Greene (1990), descrita por Spriduso (1995), apud Matsudo (2000), consiste no avaliado ficar em pé com as mãos na cintura e, com as palavras "Atenção! Já!", ser orientado a olhar um ponto fixo e a flexionar, na altura do joelho, uma das pernas, escolhida por vontade própria, sendo que ele deve tentar permanecer nessa posição por pelo menos 30 segundos. Se o avaliado consegue manter a posição por 30 segundos, o cronômetro é parado ao término destes e é permitido o descanso do avaliado. São executadas três tentativas e é calculada a média em segundos.

O segundo teste, para equilíbrio dinâmico (E.D), também foi selecionado de alguns dos descritos na bateria de testes de Williams e Greene (1990), descrita por Spriduso (1995) apud Matsudo (2000), chamado "velocidade máxima de andar". Para realização desse teste é necessário demarcar uma faixa no chão com uma largura de 33,3 cm e comprimento de 3,33 m com fita adesiva. O avaliado é orientado a permanecer em pé ao lado externo da borda com os pés juntos, olhando para frente. O avaliador, com cronômetro em mãos, permanece na altura da metade do percurso, orientando o avaliado, com o comando de "Atenção! Já!", a percorrer o trajeto demarcado no chão, caminhando na velocidade máxima que consegue andar, mas sem correr e sem pisar nas linhas. São realizadas três tentativas e é calculada a média das três com o valor final em segundos e centésimos de segundo.

Quanto à capacidade funcional, foi utilizado o protocolo do Grupo de Desenvolvimento Latino-Americano para Maturidade (GDLAM), conhecido como Protocolo GDLAM de avaliação da autonomia funcional com cinco testes, aferidos por tempo em segundos, que se relacionam com os principais movimentos da vida diária dos idosos (VALE, 2005). São eles:

– Caminhar 10 metros (C10 m) – o propósito é avaliar a velocidade que o indivíduo leva para percorrer a distância de 10 m (SIPILA et al., 1996);

– Levantar-se da posição sentada (LPS) – o teste visa avaliar a capacidade funcional da extremidade inferior e consiste em: o indivíduo, partindo da posição sentada em uma cadeira, sem apoio dos braços, estando o assento a uma distância do solo de 50 cm, levanta-se e senta-se cinco vezes, consecutivamente (GURALNIK et al., 1994);

– Levantar-se da posição de decúbito ventral (LPDV) – tem o propósito de avaliar a habilidade do indivíduo para levantar-se do chão. Partindo da posição de decúbito ventral, com os braços ao longo do corpo, ao comando de "já", o indivíduo deve levantar-se, ficando de pé o mais rápido possível (ALEXANDER et al., 1997);

– Levantar-se da cadeira e locomover-se pela casa (LCLC) – o objetivo é avaliar a capacidade do idoso na sua agilidade e equilíbrio em situações da vida. Com uma cadeira fixa no solo, deve-se demarcar dois cones, diagonalmente à cadeira, a uma distância de 4 metros para trás e 3 metros para os lados direito e esquerdo da mesma. O indivíduo inicia o teste sentado na cadeira, com os pés fora do chão, e, ao sinal de "Já", ele se levanta, move-se para a direita, circula o cone, retorna para a cadeira, senta-se e retira ambos os pés do chão. Sem hesitar, faz o mesmo movimento para a esquerda. Imediatamente realiza novo percurso, para a direita e para a esquerda, assim perfazendo todo o percurso e circulando cada cone duas vezes, no menor tempo possível (ANDREOTTI; OKUMA, 1999);

– Vestir e tirar uma camiseta (VTC) – visa a autonomia funcional dos membros superiores, através da mensuração do tempo necessário para vestir e tirar uma camiseta. Este é um movimento comum ao idoso (ato de vestir-se sozinho) no seu cotidiano. O indivíduo deve estar de pé, com os braços ao longo do corpo, e com uma camiseta tamanho "G" (Hering, Brasil) em uma das mãos (no lado dominante). Ao sinal de "já", ele deve vestir a camiseta e, imediatamente, retirá-la, retornando à posição inicial.

– O cronômetro deve ser acionado quando o indivíduo começar o movimento e, paralisado quando o mesmo retornar a sua mão, com a camiseta, para o lado do corpo, estando o braço estendido (DANTAS; VALE, 2004)

O indivíduo deve realizar duas tentativas para cada teste e o avaliador registrará a execução mais rápida (o menor tempo).

Após essa etapa, os dados obtidos devem ser colocados na fórmula do cálculo do novo índice geral de autonomia (índice GDLAM –IG), apresentada a seguir:

$$[(C10m + LPS + LPVD + VTC) \times 2] + LCLC4$$

onde:

C10m, LPS, LPVD, VTC, LCLC = tempo aferido em segundos

IG = índice em escores

Concluída essa fase, os resultados dos tempos obtidos nos testes e os índices GDLAM (IG) calculados, em escores, devem ser classificados de acordo com o padrão de avaliação da autonomia funcional do produto GDLAM.

Foram utilizados como materiais para os testes: um cronômetro TIMEX, modelo 1440 Sports; uma trena metálica marca UNIVERSAL; um colchonete; uma cadeira de madeira com assento a 50 cm do solo; dois cones de material plástico; e uma camiseta sem mangas "Hering" tamanho G.

## LIMITAÇÃO DA PESQUISA

A inconstância das idosas para uma prática regular devido a problemas, em geral, com seus maridos, que também já são idosos e necessitam de seus cuidados, bem como as condições ambientais, haja vista as aulas ocorrerem em praça pública, ao ar livre, sem cobertura para dias de chuva.

A participação de algumas alunas em outras atividades físicas, tais como hidroginástica e dança, impossibilitando a aferição de seus dados e diminuindo o $N$ da pesquisa, foi outro fator limitante.

## TRATAMENTO DOS DADOS

O emprego da Análise Descritiva visa caracterizar o grupo pesquisado, para tanto utilizaram-se as medidas de localização (média e mediana) para determinar o centro do conjunto de dados, e dispersão (desvio-padrão e coeficiente de variação) para estimar a variabilidade daquele conjunto

Na significância da variação intragrupos optou-se por utilizar o Teste-t.

Objetivando a medição dos testes, o trabalho se pautou em consonância com as considerações básicas do tratamento estatístico. A fim de manter-se a cientificidade da pesquisa, considerou-se o nível de significância de $p < 0,05$, isto é, 95% de probabilidade para as afirmativas e/ou negativas, denotadas durante as investigações.

Todas as afirmativas e/ou negativas foram limitadas ao estudo em questão.

# 4. APRESENTAÇÃO DA AMOSTRA

$O$s dados descritivos da população quanto à idade (em anos) e o tempo de prática (em meses) são apresentados nas Tabelas 1 e 2:

**Tabela 1.** Características da amostra 70 a 79 anos (TCC 1)

|  | Idade | Freqüência |
|---|---|---|
| Média | 74,94 | 48,6 |
| Desvio padrão | 2,76 | 14,587 |
| Variância da amostra | 7,61 | 212,8 |
| Mínimo | 73 | 25 |
| Máximo | 79,5 | 64 |
| Soma | 374,7 | 243 |
| Contagem (N) | 5 | 5 |

Da análise das referidas tabelas, podemos observar que a amostra, para avaliação de equilíbrio, se dividiu em dois grupos, conforme as faixas etárias, para melhor apreciação dos dados correlacionados, denominados TCC1 (70–79) e TCC2 (60–69).

**Tabela 2.** Características da amostra 60 a 69 anos (TCC 2)

|  | Idade | Freqüência |
|---|---|---|
| Média | 65,82 | 20,8 |
| Desvio padrão | 1,24 | 6,978 |
| Variância da amostra | 1,53 | 48,7 |
| Mínimo | 64,4 | 13 |
| Máximo | 67,11 | 32 |
| Soma | 329,11 | 104 |
| Contagem (N) | 5 | 5 |

Na Tabela 1, constata-se que a média de idade do grupo de mulheres com idades entre 70 e 79 anos, foi de 74, 94 ± 2,75, com idade mínima de 73 anos e máxima de 79,5 anos.

Na Tabela 2, verifica-se que a média de idade do grupo de mulheres praticantes de TCC, na faixa etária de 60 a 69 anos, fica em 65,82 ± 1,24, com idade mínima de 64,4 anos e máxima de 67,11 anos de idade.

Nota-se que, em relação à idade, a média é a melhor medida de tendência central, pois o coeficiente de variação (CV), em ambos os grupos, foi inferior a 20%.

Em relação ao tempo de prática de TCC, apresentado na tabela como *Frequência,* verificamos que o grupo TCC1, composto pelas mulheres mais idosas alcança um tempo médio de prática de 48,6 meses, enquanto o grupo TCC2 tem uma média de 20,8 meses de prática. Isto significa que as gerontes com idade mais avançada também são as que praticam TCC há mais tempo.

## AVALIAÇÃO E DISCUSSÃO DO EQUILÍBRIO ESTÁTICO E DINÂMICO

Nas Tabelas 3 e 4 são apresentados os resultados dos testes quanto ao equilíbrio estático (E.E) e dinâmico (E.D) em cada um dos grupos.

**Tabela 3.** Testes de Equilíbrio Estático e Dinâmico (TCC 1,70-79)

|  | E.E | E.D |
|---|---|---|
|  |  |  |
| Média | 24,90 | 2,15 |
| Moda | 30 |  |
| Desvio padrão | 9,62 | 0,22 |
| Variância da amostra | 92,49 | 0,050 |
| Mínimo | 7,9 | 1,83 |
| Máximo | 30 | 2,41 |
| Soma | 124,51 | 10,75 |
| Contagem | 5 | 5 |

**Tabela 4.** Testes de Equilíbrio Estático e Dinâmico (TCC 2,60-69)

| Coluna2 | EE | ED |
|---|---|---|
| | | |
| Média | 28,23 | 2,262 |
| Moda | 30 | |
| Desvio padrão | 3,96 | 0,289 |
| Variância da amostra | 15,66 | 0,0834 |
| Mínimo | 21,15 | 2,07 |
| Máximo | 30 | 2,77 |
| Soma | 141,15 | 11,31 |
| Contagem | 5 | 5 |

Na Tabela 5 podemos observar os tempos médios alcançados, em segundos, por ambos os grupos nos testes de permanência em apoio unipodal com controle visual (E.E) e de velocidade máxima de andar (E.D), bem como os valores referenciais do CELAFISCS relacionados às médias alcançadas por mulheres fisicamente independentes nas faixas etárias de 70–79 e 60–69 anos.

Matsudo et al. (2000) explicam, conforme classificação de Spirduso (1995) que o termo "mulheres fisicamente independentes" refere-se aquelas que conseguem realizar todas as atividades instrumentais da vida diária (AIVD), ou seja: realizam trabalhos físicos leves; são capazes de cuidar da casa, ter *hobbies* e atividades que demandem baixo gasto de energia (caminhada, jardinagem, dança social, viagens, dirigir automóveis). Havendo alguma intercorrência na saúde, estão sujeitas a passar para o nível de fisicamente frágil, no qual conseguirão realizar apenas as atividades básicas da vida diária (ABVD), tais como as tarefas domésticas. Desde as idosas que mantêm um estilo de vida que demanda muito pouco da condição física até aquelas muito ativas, mas sedentárias, todas são classificadas como "mulheres fisicamente independentes".

Tabela 5. Comparação dos resultados dos Testes de Equilíbrio

| População | E.E | E.D |
|---|---|---|
| 1 - Mulheres praticantes de TCC entre 70-79 anos TCC 1 | 24",90 | 2",15 |
| 2 - Mulheres sedentárias entre 70-79 anos CELAFISCS | 9",00 | 2",65 |
| 3 - Mulheres praticantes de TCC entre 60-69 anos TCC 2 | 28",20 | 2",26 |
| 4 - Mulheres sedentárias entre 60-69 anos CELAFISCS | 16",9 | 2",49 |

Numa análise mais detalhada, dividindo a amostra objeto desta pesquisa em dois grupos, conforme as faixas etárias, obtivemos as seguintes médias referentes ao equilíbrio estático:

Mulheres praticantes de TCC entre 70–79 anos: $x = 24",9 \pm 9,62$;

Mulheres praticantes de TCC entre 60–69 anos: $x = 28",2 \pm 3,96$

As comparações entre os resultados de equilíbrio estático nas mulheres praticantes de TCC e nas mulheres sedentárias da mesma faixa etária são mais bem visualizadas no Gráfico 1.

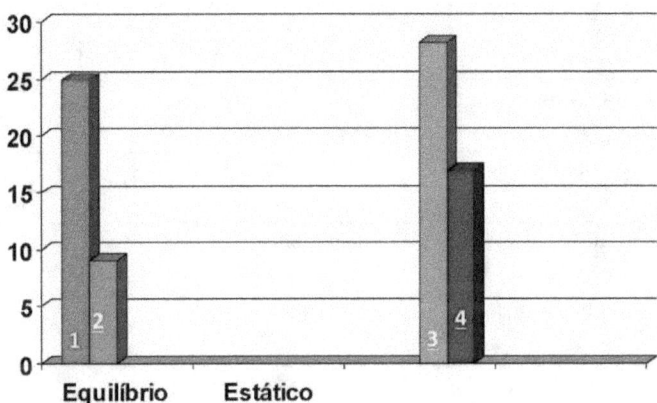

**Gráfico 1.** Comparação entre o tempo de permanência em equilíbrio estático (em segundos) entre mulheres praticantes de Tai Chi Chuan (coluna **1**, vermelho) entre 70-79 anos e mulheres sedentárias na mesma faixa etária (coluna **2**, verde), e entre mulheres praticantes de Tai Chi Chuan (coluna **3**, laranja) entre 60-69 anos e mulheres sedentárias na mesma faixa etária (coluna **4**, azul).

Praticantes de TCC entre 70–79 anos = 24,9 segundos

Sedentárias entre 70–79 anos = 9 segundos

Praticantes de TCC entre 60–69 anos = 28,2 segundos

Sedentárias entre 60–69 anos = 19,9 segundos

Utilizando o test-t *student*, foi possível constatar que tanto o grupo TCC1 quanto o grupo TCC2 obtiveram resultados que mostraram uma vantagem significativa em relação ao grupo de idosas sedentárias do CELAFISCS, com $p < 0,001$ e $p < 0,005$, respectivamente, como demonstram as Tabelas 6 e 7.

**Tabela 6.** Teste-T, Comparação de E.E entre o grupo TCC 1 e o Protocolo Celafiscs

| Teste-t: duas amostras em par para médias. | | |
|---|---|---|
| | **TCC 1** | **CELAFISCS** |
| Média | 24,902 | 9 |
| Variância | 92,48852 | 0 |
| gl | 4 | |
| Stat t | 3,697369 | |
| P(T<=t) bi-caudal | 0,020883 | |
| t crítico bi-caudal | 2,776451 | |

**Tabela 7.** Teste-T - comparação de E.E entre o grupo TCC 2 e o Protocolo CELAFISCS

| Teste-t: duas amostras em par para médias. | | |
|---|---|---|
| | **TCC 2** | **CELAFISCS** |
| Média | 28,23 | 16,9 |
| Variância | 15,6645 | 0 |
| gl | 4 | |
| Stat t | 6,40113 | |
| P(T<=t) bi-caudal | 0,003059 | |
| t crítico bi-caudal | 2,776451 | |

Em relação ao equilíbrio dinâmico, ressalta-se que a melhor performance foi do grupo de mulheres praticantes de TCC entre 70 e 79 anos de idade, superando, até mesmo, suas colegas da faixa etária anterior, o que pode ser mais bem visualizado no Gráfico 2. Contudo, a diferença de 11 centésimos de segundo é muito diminuta, não devendo ser descartada a hipótese de ter ocorrido falhas na cronometragem dos tempos, embora tenha-se tentado a precisão máxima na testagem. Porém, vale ressaltar que todas as mulheres integrantes do grupo TCC1 (70–79) são praticantes de TCC há mais de 2 anos, tendo o grupo obtido uma média de frequência de 48,6 meses, ou seja, um período de tempo duas vezes superior ao do grupo TCC2. A diferença na comparação desse grupo TCC1 com o de mulheres sedentárias é muito significativa, conforme resultado do teste t, com p < 0,01 (Tabela 8).

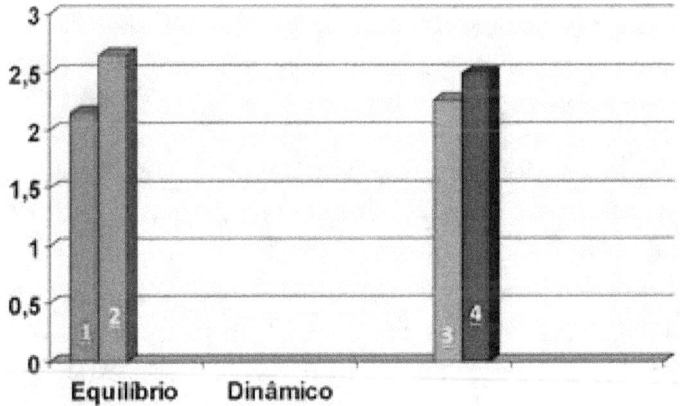

Gráfico 2. Comparação entre o tempo de execução do teste de equilíbrio dinâmico (em segundos) entre mulheres praticantes de Tai Chi Chuan (coluna 1, vermelho) entre 70-79 anos e mulheres sedentárias na mesma faixa etária (coluna 2, verde) e entre mulheres praticantes de Tai Chi Chuan (coluna 3, laranja) entre 60-69 anos e mulheres sedentárias na mesma faixa etária (coluna 4, azul).

**Tabela 8.** Teste-T - comparação de E.D entre o grupo TCC 1 e CELAFISCS

| Teste-t: duas amostras em par para médias | | |
|---|---|---|
| | **TCC 1** | **CELAFISCS** |
| Média | 2,15 | 2,65 |
| Variância | 0,04945 | 0 |
| Gl | 4 | |
| Stat t | -5,02773 | |
| P(T<=t) bi-caudal | 0,007345 | |
| t crítico bi-caudal | 2,776451 | |

Todavia, ambas as médias alcançadas pelo grupo de TCC foram superiores, até mesmo àquelas obtidas com mulheres sedentárias entre 50–59 anos, que foi de 2",34, conforme aferição do CELAFISCS.

Estes resultados sugerem que o TCC seja um exercício eficaz para a melhora do equilíbrio dinâmico, até mesmo em mulheres bastante idosas.

Unindo os dois grupos em uma única amostra com N = 10, denominado TCC3 (60–79), obteremos a média de idade de 70,38 anos e uma frequência média de 34,7 meses. Comparando esse grupo ao parâmetro nacional auferido em pesquisa do CELAFISCS em parceria com a USP, notamos uma diferença aproximada de 16 segundos no teste de equilíbrio estático e de 45 centésimos de segundo, em relação às mulheres de 70 a 79 anos de idade.

Em relação às mulheres fisicamente independentes de São Caetano do Sul entre 60 e 69 anos, as praticantes de TCC obtiveram resultados superiores tanto no teste de equilíbrio estático, com vantagem de 10 segundos, quanto em relação ao equilíbrio dinâmico, no qual as praticantes de TCC foram mais rápidas. Ambos os resultados foram favoráveis à comprovação dos benefícios do TCC em relação ao equilíbrio. Para melhor visualização, observemos o Gráfico 3.

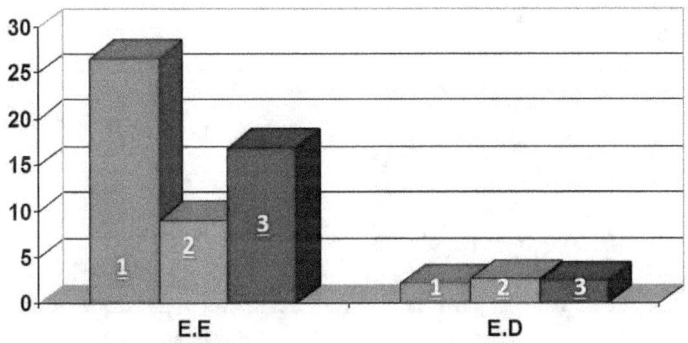

**Gráfico 3.** Comparação entre o tempo de permanência em equilíbrio estático (em segundos) e velocidade máxima de andar, equilíbrio dinâmico (em segundos), entre praticantes de TCC (coluna **1**, vermelho) entre 60-79 anos e mulheres fisicamente independentes de São Caetano do Sul entre 70-79 anos (coluna **2**, verde) e entre 60-69 anos (coluna **3**, azul).

Vale ressaltar que os resultados referentes ao equilíbrio das mulheres praticantes de TCC são superiores, até mesmo, aos do grupo do CELAFISCS de mulheres independentes entre 50 e 59 anos de idade (veja Gráfico 4), confirmando a assertiva de Robergs e Roberts (1997), citados por Lopes e Oliveira (2003), que, dependendo de sua aptidão física e estado de saúde, uma pessoa ativa poderá alcançar 20 anos de diferença entre a idade cronológica e a idade biológica.

De fato, Li et al. (2001), após exaustiva revisão de estudos, verificaram que a prática de TCC envolve diversificados movimentos articulares, estabilidade e equilíbrio. A constante movimentação do peso que ora é distribuído nas duas pernas, ora é deslocado para frente ou para trás, alternando bases com pernas paralelas (base do cavalo), ou uma perna na frente da outra (base do arqueiro), ou ainda, apoio sobre uma das pernas apenas, permitem a alternância entre contração e relaxamento de alguns grupos musculares.

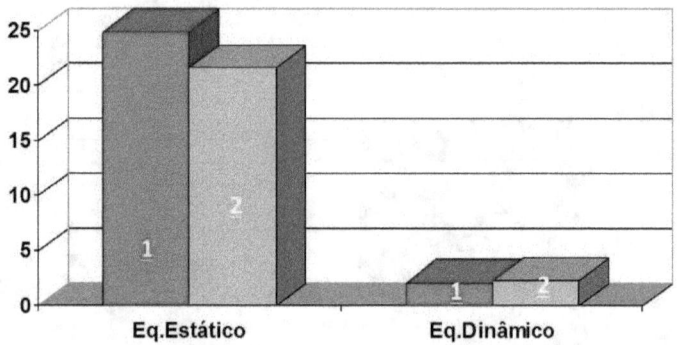

**Gráfico 4.** Comparação entre o tempo de permanência em equilíbrio estático (em segundos) e velocidade máxima de andar em equilíbrio dinâmico (em segundos), entre praticantes de TCC (coluna **1**, vermelho) entre 70-79 anos e mulheres fisicamente independentes de São Caetano do Sul entre 50-59 anos (coluna **2**, lilás)

A utilização de movimentos estabilizadores e transições entre movimentos de avançar e recuar, que exigem suaves rotações do quadril e tronco, além de exigir contrações concêntricas e excêntricas de diferentes grupos musculares, sugerem que a prática do TCC pode aumentar o repertório de programas motores alojados no cérebro (TSE, 1992) e, além disso, suas posturas servem para treinar os diferentes sistemas de equilíbrio e promover uma melhor estabilidade e melhor postura (Li et al. 2001).

Lan et al. (1996) e Hong et al. (2000) verificaram que praticantes de TCC obtiveram melhor performance do que o grupo de controle em testes de equilíbrio em uma só das pernas com os olhos fechados, rotação total do corpo para ambos os lados, extensão do joelho e flexão plantar do tornozelo. Ao final, sugeriram que a prática de TCC por longo prazo (mais de 1 ano) pode melhorar a capacidade de equilíbrio com ou sem o auxílio da visão, corroborando os resultados deste estudo.

Wolf et al. (1996), investigando a redução de fraturas e quedas em gerontes praticantes de TCC, mostraram o impacto favorável em alguns indicadores biomédicos e psicossociais de fraturas. Os resultados indicaram que os praticantes de TCC reduziram substancialmente os riscos de quedas múltiplas em 47,5%, tendo diminuído também o medo de cair, em relação ao grupo de sedentários usado como controle.

Fortalecimento da musculatura flexora e extensora do joelho, melhora no controle do equilíbrio e aumento do senso cinestésico foram verificados em adultos praticantes de TCC em pesquisas conduzidas por Jacobson et al., citados por Li et al. (2001).

Os exercícios realizados no TCC enfatizam movimentos contínuos e lentos, alternando gestos pequenos e amplos, com distribuição bilateral e unilateral do peso do corpo, progressiva flexão dos joelhos, além de rotação do tronco, cabeça e extremidades. Esses componentes do movimento auxiliam a reduzir o risco de quedas ao diminuir os déficits de equilíbrio, força, flexibilidade e tempo de reação (LI et al., 2001; HONG et al. 2000; WOLF et al., 1997; TSE et al., 1992). Ademais, os diferentes tipos de movimentos de avanço realizados no TCC, conhecidos como "caminhadas Tai Chi", auxiliam, somados os outros ganhos, na qualidade da marcha do geronte, refletindo positivamente em seu equilíbrio e estabilidade postural, diminuindo riscos de quedas.

Li et al. (2001) enfatizam que o TCC é repleto de componentes que treinam o equilíbrio dinâmico. Seus praticantes exercitam o controle dos movimentos, ajustando a postura, buscando um eixo durante os exercícios, atentos ao centro de gravidade nas diferentes posturas que são executadas de forma suave e lenta, permitindo uma estabilização durante os diferentes movimentos realizados em cadeia cinemática aberta e fechada. As características dos exercícios de TCC podem treinar a propriocepção dos praticantes desta arte milenar, além de gerar fortalecimento muscular e aumento dos repertórios de programas motores alojados no cérebro, além de treinar positivamente os diferentes sistemas de equilíbrio, promovendo maior estabilidade.

Todas as pesquisas citadas são unânimes em confirmar os ganhos relacionados ao equilíbrio, estabilidade, bem como força de membros inferiores em praticantes de TCC adultos e idosos, além de a prática trabalhar a capacidade de concentração e atenção do aluno, diminuindo o risco de quedas e de fraturas delas decorrentes. Isto levará a uma maior autoconfiança que diminuirá também o medo de cair e atuará de maneira positiva nos aspectos psicológicos, cognitivos e motores dos idosos, permitindo-lhes maior autonomia.

Vale frisar que, no TCC, há um conceito-chave que norteia toda a prática: o conceito do Eixo. De acordo com Mestre Cherng (1998, p. 11, 19-20):

"Imaginemos a arquitetura de uma casa, com todo o conjunto de quartos e salas. Existe sempre uma área principal que se torna o *centro* da casa, que atrai todas as energias e direciona todas as atividades. Este centro é um ponto de apoio para que a casa seja funcional. Este centro que atrai todas as energias é o que na linguagem simbólica chamamos de Eixo (...). É o ponto de equilíbrio (...). Podemos analisar o Eixo no ser humano segundo três níveis: o físico, o psicológico e o do Vazio. (...). O iniciante deve, em primeiro lugar, encontrar o eixo físico."

Para encontrar o eixo físico, é preciso estar atento a três fatores iniciais: (a) **postura**, observando pontos como cabeça, pés, ombros, olhar, tórax, cotovelos, quadril e joelhos; (b) **respiração**; e (c) **mente e emoção**.

Desta forma, o praticante de TCC irá gradualmente alcançando um melhor equilíbrio não só físico, mas também psicoemocional, podendo perceber a constante interação entre mente e corpo, entre ação e emoção, buscando um ponto de equilíbrio em sua vida.

## AVALIAÇÃO E DISCUSSÃO DA AUTONOMIA FUNCIONAL E DO ÍNDICE GDLAM

O índice GDLAM funciona como um protocolo de avaliação da autonomia funcional através de testes relacionados com a realização de atividades da vida diária (AVD). As Tabelas 9, 10 e 11 nos mostram as médias dos tempos alcançados em cada um dos cinco testes que compõem esse protocolo, seguido do índice (IG) alcançado por cada um dos dois grupos em que nossa amostra foi dividida (TCC1 e TCC2) conforme faixa etária, mais o grupo TCC3, composto pela amostra em sua integralidade, ou seja, 10 mulheres praticantes de TCC com idades entre 60 e 79 anos, com a média de idade de 70,38 anos e a frequência média de 34,7 meses.

Tabela 9. Testes de Autonomia Funcional (TCC 1, 70-79)

| | C10M | LPS | LPDV | VTC | LCLC | IG |
|---|---|---|---|---|---|---|
| | | | | | | |
| Média | 5,454 | 5,526 | 2,918 | 10,422 | 36,92 | 21,388 |
| Desvio padrão | 0,835661 | 1,366667 | 0,399337 | 2,004737 | 4,581959 | 2,289142 |
| Mínimo | 4,53 | 4,02 | 2,4 | 8,76 | 31,22 | 19,86 |
| Máximo | 6,8 | 7,7 | 3,4 | 13,09 | 43,38 | 25,37 |
| Soma | 27,27 | 27,63 | 14,59 | 52,11 | 184,6 | 106,94 |
| Contagem (N) | 5 | 5 | 5 | 5 | 5 | 5 |

Tabela 10. Testes de Autonomia Funcional (TCC 2, 60-69)

| | C 10M | LPS | LPDV | VTC | LCLC | IG |
|---|---|---|---|---|---|---|
| | | | | | | |
| Média | 5,25 | 5,762 | 2,936 | 9,116 | 35,636 | 20,441 |
| Desvio padrão | 0,371416 | 0,887958 | 1,091343 | 1,32877 | 2,872217 | |
| Mínimo | 4,73 | 4,3 | 1,71 | 7,36 | 32,75 | 19,45 |
| Máximo | 5,63 | 6,61 | 4,7 | 10,71 | 39,91 | 22,54 |
| Soma | 26,25 | 28,81 | 14,68 | 45,58 | 178,18 | 102,21 |
| Contagem (N) | 5 | 5 | 5 | 5 | 5 | 5 |

Verificamos na Tabela 12 os valores de referência do protocolo GDLAM e a padronização das classificações conforme diferentes resultados.

**Tabela 11.** Testes de Autonomia Funcional (TCC 3, 60-79)

|  | C 10M | LPS | LPDV | VTC | LCLC | IG |
|---|---|---|---|---|---|---|
| Média | 5,32 | 5,644 | 2,927 | 9,769 | 36,278 | 20,891 |
| Desvio padrão | 0,619 | 1,096 | 0,774 | 1,744 | 3,66 |  |
| Mínimo | 4,53 | 4,02 | 1,71 | 7,36 | 31,22 | 19,45 |
| Máximo | 6,8 | 7,7 | 4,7 | 13,09 | 43,38 | 25,37 |
| Soma | 53,52 | 56,44 | 29,27 | 97,69 | 362,78 | 209,15 |
| Contagem (N) | 10 | 10 | 10 | 10 | 10 | 10 |

**Tabela 12.** Padrão de Avaliação da Autonomia Funcional do Protocolo GDLAM

| TESTES CLASSIF. | C 10M (s) | LPS (s) | LPDV (s) | VTC (s) | LCLC (s) | IG (Escores) |
|---|---|---|---|---|---|---|
| Fraco | + 7,09 | +11,19 | +4,40 | +13,14 | +43,00 | +27,42 |
| Regular | 7,09-6,34 | 11,19-9,55 | 4,40-3,30 | 13,14-11,62 | 43,00-38,69 | 27,42-24,98 |
| Bom | 6,33-5,71 | 9,54-7,89 | 3,29-2,63 | 11,61-10,14 | 38,68-34,78 | 24,97-22,66 |
| Muito Bom | - 5,71 | - 7,89 | - 2,63 | - 10,14 | - 34,78 | - 22,66 |

Comparando as Tabelas 9 a 12, verificamos que os escores obtidos pelo grupo de mulheres praticantes de TCC entre 70 e 79 anos de idade (TCC1), bem como os alcançados pelo grupo das idosas praticantes de TCC entre 60 e 69 anos (TCC2), e, ainda, pela amostra integral (TCC3) permitem sua classificação como "Muito Bom" de acordo com o índice GDLAM (IG), como expresso na Tabela 13.

**Tabela 13.** Comparação entre os resultados encontrados e o padrão de avaliação da autonomia funcional do Protocolo GDLAM

| TESTES GRUPOS | C 10M (s) | LPS (s) | LPDV (s) | VTC (s) | LCLC (s) | IG (Escores) |
|---|---|---|---|---|---|---|
| TCC 1 (70-79) | 5,45 | 5,53 | 2,92 | 10,42 | 36,92 | 21,39 |
| Conceito IG | Muito Bom | Muito Bom | Bom | Bom | Bom | Muito Bom |
| TCC 2 (60-69) | 5,25 | 5,76 | 2,94 | 9,12 | 35,64 | 20,44 |
| Conceito IG | Muito Bom | Muito Bom | Bom | Muito Bom | Bom | Muito Bom |
| TCC 3 (60-79) | 5,35 | 5,64 | 2,93 | 9,77 | 36,28 | 20,91 |
| Conceito IG | Muito Bom | Muito Bom | Bom | Muito Bom | Bom | Muito Bom |

Os resultados alcançados nos fazem observar que todas as idosas praticantes de TCC testadas nesta pesquisa se saíram muito bem nos testes de C10M e LPS. Esses testes avaliam a capacidade de andar em velocidade e de se levantar a partir da posição sentada, verificando a força dos membros inferiores, que interfere diretamente na marcha do idoso e em sua estabilidade e equilíbrio. Um bom resultado nesse teste garante autonomia ao idoso para atividades como atravessar ruas com segurança, fazer compras e realizar caminhadas.

Nas variáveis LPDV e LCLC toda a amostra se comportou bem. Mesmo não havendo nenhum trabalho realizado na posição deitada ou sentada durante a prática do TCC, as gerontes testadas realizaram ambos os testes com eficiência bastante satisfatória.

Na variável VTC, que se relaciona com os movimentos dos membros superiores, envolvendo uma atividade bem comum no dia a dia para avaliar a agilidade e coordenação dos mesmos, as praticantes de TCC entre 70 e 79 anos de idade (TCC1) alcançaram o conceito "bom", enquanto aquelas compreendidas no grupo de 60 a 69 anos de idade (TCC2) obtiveram o conceito

IG "Muito Bom", tendo este mesmo conceito se repetido em relação à amostra total com idade média de 70,38 anos (TCC3).

Em relação ao escore IG o nível de classificação de toda a amostra, integrada ou dividida em grupos, foi "Muito Bom", como ficou evidenciado na Tabela 13.

Para fins comparativos, podemos verificar os resultados obtidos em outros estudos desenvolvidos por integrantes do GDLAM. Vale ressaltar, conforme Dantas e Vale (2004), que o IG pode ser utilizado como parâmetro da avaliação da autonomia funcional para a realização das AVD, devendo ser aplicado como referência para futuras investigações. O Quadro 1 nos mostra alguns estudos utilizando diferentes tipos de treinamento.

O Quadro 1 requer algumas considerações. Os resultados obtidos por este estudo foram destacados em negrito e

**Quadro 1.** Estudos sobre autonomia das AVD, através do Protocolo GDLAM

| Treinamento | N | Idade | C 10M | LPS | LPDV | LCLC | IG | Estudo |
|---|---|---|---|---|---|---|---|---|
| Força | 20 | 66,90 | 5,00 | 8,70 | 3,21 | 37,10 | 23,64 | Cordeiro, 2004 |
| Força 75-85% | | | 5,65 | 7,16 | 3,28 | 35,76 | 22,65 | |
| | 18 | 66 | | | | | | Vale, 2004 |
| Flex. Dinâmico | | | 5,93 | 8,35 | 3,32 | 38,35 | 24,52 | |
| | 18 | 66 | | | | | | Vale, 2004 |
| Yoga | | | 6,97 | 7,34 | 2,71 | - | - | |
| | 25 | 64,47 | | | | | | Baptista, 2004 |
| TCC | | | 5,33 | 8,39 | 4,08 | 42,42 | 26,00 | |
| | 9 | 72,01 | | | | | | Melo et al., 2004 |
| Controle | | | 6,76 | 10,19 | 5,28 | 36,16 | 26,87 | |
| | 9 | 72,01 | | | | | | Melo et al., 2004 |
| Controle | | | 7,11 | 13,23 | 4,99 | 46,31 | 32,34 | |
| | 17 | 66 | | | | | | Vale, 2004 |
| | | | | | | | | |
| **TCC 1(60-69)** | | | **5,25** | **5,76** | **2,94** | **35,64** | **21.18** | |
| | **5** | **65,82** | | | | | | Grupo do Estudo |
| | | | **5,45** | **5,53** | **2,92** | **36,92** | **21.57** | |
| **TCC 2(70-79)** | **5** | **74,94** | | | | | | Grupo do Estudo |
| | | | **5,35** | **5,64** | **2,93** | **36,28** | **21,37** | |
| **TCC 3(60-79)** | **10** | **70,38** | | | | | | Grupo do Estudo |

encontram-se logo abaixo dos resultados dos grupos de controle compostos por sedentários.

Primeiramente, notamos que a variável VTC não está incluída nos estudos apresentados devido ao fato de esse teste só ter sido incluído mais recentemente no Protocolo GDLAM. A maior amostra é apresentada no estudo conduzido por Batista (2004). A média mais alta de idade foi apresentada pelo grupo de mulheres praticantes de TCC na faixa etária de 70–79, que ficou em 74,94 anos (TCC2). O melhor escore (IG) foi alcançado pelas idosas praticantes de TCC na faixa etária compreendida entre 60 e 69 anos de idade (TCC2). Esse grupo também obteve a melhor performance em relação à variável LCLC.

Em relação ao teste C10M, a amostra de Cordeiro alcançou o melhor tempo, seguido do grupo TCC2 (60–69) deste estudo e pelo grupo de TCC estudado por Melo et al. (2004). Além dos grupos compostos por praticantes de TCC, apenas os estudados por Cordeiro (2004) e Vale (2004), submetidos ao treinamento de força, obteve a classificação "Muito Bom" pelo protocolo GDLAM.

Na variável LPS, as praticantes mais idosas de TCC (TCC1) obtiveram o melhor resultado quando comparadas a todos os outros grupos, realizando o teste na metade do tempo de sua execução pelas mulheres sedentárias, obtendo, novamente, o conceito "Muito Bom". Lan et al. (1998), após pesquisa realizada com gerontes submetidos a prática de TCC durante um ano, pôde constatar um aumento de força entre 15 e 20% na força dos músculos flexores e extensores do joelho, enquanto houve um decréscimo da força nesses músculos no grupo de controle, composto por sedentários, no mesmo período.

Estudos de Wolfson et al. (1996), Jacobson et al. (1997) e Shih (1997), citados por Li et al. (2001), confirmam o ganho de força por idosos com a prática de TCC. As idosas testadas, pertencentes ao grupo TCC2, praticam Tai Chi há mais de 2 anos, o que sugere que a continuidade da prática leva a uma melhora progressiva das qualidades físicas. Os resultados dos testes nos grupos que realizaram treinamento de força (Vale, 2004) e Yoga também alcançaram o índice "Muito Bom".

Na variável LPDV, o melhor resultado foi o das praticantes de Yoga, possivelmente pelo fato de essa prática conter várias posturas (*asanas*) deitadas ou que partem da posição deitada em decúbito ventral, havendo, portanto, o treinamento desse tipo de ação. As idosas praticantes de TCC estudadas nesta pesquisa alcançaram o conceito de "Bom" no teste LPDV, o que é satisfatório e pode ser considerado significativamente relevante em relação aos grupos de sedentárias que tiveram o conceito "regular" no protocolo GDLAM.

No teste LCLC, o de maior duração dessa bateria, a amostra composta por mulheres praticantes de TCC entre 60 e 69 anos de idade mais uma vez alcançou o melhor índice, seguida do grupo submetido ao treinamento de força, alcançando a classificação "Bom" no padrão GDLAM.

A amostra deste estudo – seja dividida em dois grupos conforme a faixa etária, TCC1 (70-79) e TCC2 (60–69), seja considerada como um todo, TCC3 (60–79) – obteve escores de IG que a classificam com o conceito geral "Muito Bom".

As idosas que participaram de treinamento de força e de flexionamento dinâmico, em estudo de Vale (2004), receberam o conceito "Bom", juntamente com a amostra de Cordeiro (2004), submetida a um treinamento de força.

As amostras estudadas por Melo et al. (2004), praticantes de TCC e sedentárias, foram classificadas como "Regular", enquanto o grupo de controle de Vale foi considerado "Fraco", conforme padronização do protocolo GDLAM.

Destaca-se que o grupo TCC2 (60–69) obteve uma vantagem significativa ($p < 0,05$), mesmo em relação ao índice do conceito "Muito Bom" do protocolo GDLAM, conforme aferição em Test-t, como se pode observar na Tabela 14.

De acordo com Wolf et al. (1997), o TCC tem o potencial de oferecer mais que uma série de exercícios para repor perdas associadas a uma saúde fraca, podendo promover um melhor estilo de vida e o bem-estar entre pessoas de todas as idades.

**Tabela 14.** Test-T, Comparação do grupo TCC 2(60-69) com o IG "Muito Bom"

| Teste-t: duas amostras em par para médias | | |
|---|---|---|
| | Variável 1 | Variável 2 |
| Média | 20,442 | 22,66 |
| Variância | 2,62867 | 0 |
| Observações | 5 | 5 |
| Hipótese da diferença de média | 0 | |
| gl | 4 | |
| Stat t | -3,05899 | |
| P(T<=t) unicaudal | 0,018848 | |
| t crítico unicaudal | 2,131846 | |
| P(T<=t) bicaudal | 0,037696 | |
| t crítico bicaudal | 2,776451 | |

Li et al. (2001), após estudos envolvendo 2.216 pessoas, verificaram, afinados com vários outros estudos (LAI et al., 1995; LAN et al., 1999; CHANNER et al., 1996), que o TCC melhora a função cardiorrespiratória. Os pesquisadores verificaram um aumento de 21,3% no $VO_2$máx de mulheres idosas e de 16,1% em idosos do gênero masculino. Este acréscimo é benéfico para aumentar a habilidade do geronte para viver de forma independente, o que foi confirmado pelo presente estudo.

A flexibilidade é outra valência importante para manutenção da independência para realização das AVD e os estudos já citados também apontam para a interferência positiva dos exercícios de TCC nessa qualidade física.

A força de preensão entre praticantes de Tai Chi com idades entre 70 e 79 anos de idade foi 32,8% maior que a de um grupo de não praticantes com idades entre 50 e 59 anos de idade (Wolf et al., 1997), conforme estudo publicado pelo *Peoples Sports and Exercise Publication*, mais uma vez confirmando a assertiva já citada de Robergs e Roberts (1997).

A revista *Isto É* (2004), na seção de Saúde de sua edição n.º 1805, comentou uma pesquisa recente realizada pelo Centro Médico Tufts-News (EUA) e publicada no *Jornal da Associação Médica Americana*, que verificou, após revisão em 47 trabalhos publicados no meio acadêmico sobre os efeitos do TCC, os benefícios desta arte chinesa em relação à artrite. De acordo com o estudo, o TCC melhora a lubrificação e a flexibilidade das articulações, diminuindo as limitações causadas pela inflamação das juntas. Ressalta-se que a artrite é muito comum em indivíduos da terceira idade, gerando sedentarismo e incapacidades funcionais.

A eficácia do TCC em relação à hipertensão também é apontada pelos estudos de Li et al., (2001) e Lan et al. (2003), que registraram, após um programa de treinamento de 12 semanas, uma redução de 7,0 mmHg na PA sistólica e 2,4 mmHg na PA diastólica de seus adeptos. Grande parte da população idosa sofre da popular "pressão alta", que aumenta a insegurança do idoso para praticar exercícios, bem como os riscos à saúde após a exposição a uma atividade física inadequada a suas condições especiais.

O ACSM (2003) explica que, havendo o comprometimento da força muscular, resistência muscular localizada, resistência aeróbia, equilíbrio e flexibilidade, haverá diminuição do bem-estar e da autonomia.

Como pudemos verificar, o TCC interfere de maneira positiva e significativa na melhora dessas valências físicas. Conforme Hong, Li e Robinson, citados por Melo et al. (2004), o TCC tem assumido efeitos significativamente favoráveis na flexibilidade, no controle do equilíbrio e na melhora cardiorrespiratória em pessoas idosas, que, somados aos ganhos de força relacionados nas pesquisas apresentadas acima e ao intensivo trabalho de coordenação e concentração exigidos durante a execução de uma aula de TCC, interferirão diretamente na capacidade funcional do idoso. O comprometimento desses fatores irá repercutir negativamente, diminuindo o grau de independência e autonomia do cidadão na terceira idade.

A classificação da amostra estudada com o conceito "Muito Bom", de acordo com o Protocolo GDLAM, e os resultados obtidos nos testes de equilíbrio estático e dinâmico que foram superiores, até mesmo, aos alcançados pelas mulheres sedentárias padronizadas pelo CELAFISCS entre 50 e 59 anos de idade nos levam a sugerir o TCC como uma prática adequada de exercícios para a população idosa em geral.

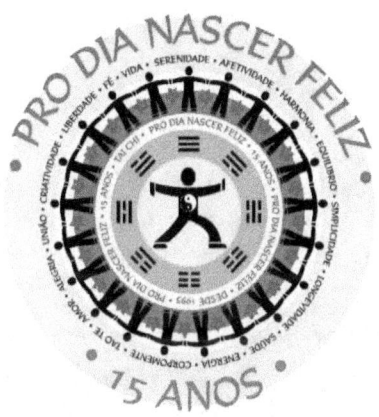

**TAI CHI KUNG**
TAO TE TANG

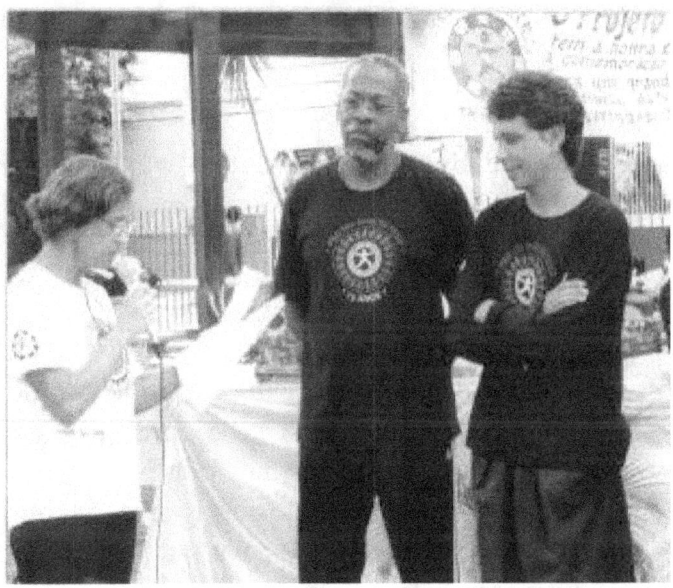

# CONCLUSÃO

*Tai Chi não é diferente daquilo que já possuímos.*
*É a sabedoria dos próprios sentidos, do corpo e mente reunidos num único processo.*
*É uma disciplina na qual, como pessoa, como seres humanos, podemos mergulhar, praticar e receber bons proveitos.*
*É um processo de abertura. A ideia é justamente não se limitar.*
(AL HUANG, 1979)

Com base nos dados aferidos por este estudo, podemos concluir que o TCC é uma prática significativamente favorável à melhora nos níveis de equilíbrio estático e dinâmico, diminuindo o número de quedas e suas consequências indesejáveis para os idosos. Com melhor estabilidade e equilíbrio, a idosa (e o idoso) praticante de Tai Chi sente-se mais segura e confiante, interagindo de forma mais ativa na sociedade.

Os resultados dos testes do Protocolo GDLAM, nos quais a amostra obteve a classificação de "Muito Bom", também deixaram evidente o fato de que as melhoras referentes a força, agilidade, equilíbrio e função cardiorrespiratória, comprovadas em várias pesquisas apresentadas ao longo do livro, interferem direta e positivamente na capacidade do idoso ser independente, não só para as atividades básicas do dia-a-dia, mas nas tarefas instrumentais e, até mesmo, mais avançadas do cotidiano.

O Tai Chi Chuan é uma prática que promove a integração Corpo–Mente–Espírito e Natureza. Sendo uma atividade não-competitiva, não-estressante, demandando poucos recursos, devem ser estimuladas entre nós mais pesquisas sobre seu emprego profilático e terapêutico, bem como implementados projetos acadêmicos para o seu ensino-aprendizagem. A difusão dessa milenar arte taoista a partir de programas públicos e privados traria significativos benefícios à saúde pública.

Assim, é com alegria que anunciamos que, no momento em que trazemos a lume este primeiro volume da Série *Tai Chi e Qualidade de Vida*, encontra-se em análise um pré-projeto de pesquisa apresentado por um dos graduandos do nosso Instituto com vistas a atualizar e ampliar esse estudo.

Por fim, deixamos ao leitor as palavras do Gão-Mestre Liu Pai Lin:

*"O Tai Chi Chuan é uma prática para a longevidade e para o cultivo do Amor."*

# REFERÊNCIAS

ABREU, F. M. C.; DANTAS, E. H. M.; LEITE, W. O. D. Perfil da autonomia de um grupo de idosos institucionalizados. Fórum Brasileiro de Educação Física e Ciências do Esporte. *Revista Mineira de Educação Física.10*:455-55. 2002.

ALEXANDER, N. B.; ULBRICH, J.; RAHEJA, A.; CHANNER, D. Rising from the floors in older adults. *Journal of the American Geriatrics Society.* 45(5):564-9, 1997.

AMERICAN COLLEGE OF SPORTS MEDICINE. Colégio Americano de Medicina Esportiva– *Posicionamento Oficial: exercício e atividade física para pessoas idosas*, 1998.

ALVES JUNIOR, E. Da educação gerontológica à educação física gerontológica: Em busca de uma educação física mais apropriada para os idosos. *Educación Física y Desportes*, Revista Digital. 2001, 1-3. Disponível em: www.efdesportes.com/ edf 11/ idosos.htm.

ANDREOTTI R. A.; OKUMA, S. S. Validação de uma bateria de testes de atividade da vida diária para idosos fisicamente independentes. *Revista Paulista de Educação Física*, 13(1):46-66, 1999.

ANTONIO, S. M.; RAUCHBACH, R. Uma visão fenomenológica do significado da prática da atividade física para um grupo de idosos da comunidade. In: 14. Jornada Paranaense de Geriatria e Gerontologia, 2004. *Anais...* Curitiba: Sociedade Brasileira de Geriatria e Gerontologia, 2004.

ARAGÃO, J. C. B.; DANTAS, E. H. M.; DANTAS, B. H. A. Efeitos da resistência muscular localizada visando a autonomia funcional e a qualidade de vida do idoso. *Fitness e Performance Journal. 1*(3): 29-38, 2002.

BALSAMO, S.; MARQUES, M. F. B. Atividade física e densidade mineral óssea. In: DANTAS, E. H. M.; OLIVEIRA, R. J. *Exercício, maturidade e qualidade de vida.* Rio de Janeiro: Shape, 2003. p. 245-56.

BATISTA, M. R. *A prática do yoga sobre a autonomia funcional e qualidade de vida em mulheres senescentes.* Dissertação (Mestrado em Ciência da Motricidade Humana). Universidade Castelo Branco, Rio de Janeiro, 2004, 325f.

BURBANK, P. M.; REIBE, D.; PADULA, C. A.; NIGG, C. Exercise an older adults: changing behavior with the transtheoretical model. *Orthopedical Nursing. 21*(4): 51-63 jul./ago. 2002

CARVALHO, K. A.; MAIA, M. R.; ROCHA, R. M. C. A percepção da melhoria da capacidade funcional em indivíduos de terceira idade praticantes de hidroginástica de uma academia da cidade de Juiz de Fora. *Revista Digital Vida & Saúde.* Juiz de Fora *2*(1), fev./mar. 2003.

CASPERSEN, C. J.; POWELL K. E.; CHRISTENSON, G. M. Physical activity, exercise, and physical fitness: definitions and distinctions for healthrelated research. *Public Health Reports 100*(2):126-31, 1985.

CASSEL, C.; BENEDICT, M.; SPECKER, B. Bone mineral density in elite 7- to 9-yr-old female gymnasts and swimmers. *Med Sci Sports Exerc. 28*(10):1243-6, 1996.

CHANNER, K. S.; BARROW, D. Changes in haemodynamic parameters following Tai chi chuan and aerobic exercise in patients recovering from acute myocardial infarction. *Postgrad Med J. 72*:349-51, 1996.

CÍCERO. *Saber envelhecer.* Porto Alegre: L & PM, 2003.

COELHO FILHO, H. F.; ARRUDA, R. P. Tai chi chuan e os níveis de equilíbrio e autonomia funcional em mulheres idosas. In 16. Simpósio Internacional de Atividades Físicas do Rio de Janeiro – IPCFEx. out. 2014 *Revista de Educação Física, 160*(1):58-9, 2014.

CORDEIRO, L. *Relação dos níveis séricos basais de GH e IGF-1 sobre o estado de condicionamento físico e autonomia de idosas ativas.* Dissertação (Mestrado em Ciência da Motricidade Humana). Universidade Castelo Branco, Rio de Janeiro, 2004.

CORTES, G. G.; SILVA, V. F. A manutenção da força muscular e autonomia em mulheres idosas, conquistadas em trabalho prévio de adaptação neural. *Fitness & Performance Journal.* 4(2):107-17, 2005.

COTTON, R. Exercise for older adults. *ACE's guide for fitness professionals.* Champaign, Huan Kinetics, 1998.

COURTEIX, D.; LESPESSAILLES, E.; PERES, S. L. et al.. Effect of physical training on bone mineral density in prepubertal girls: a comparative study between impact-loading and non-impact-loading sports. *Osteoporos Int.* 8:152-8, 1998.

DA LIU. *Tai Chi Chuan e I Ching:* uma coreografia do corpo e da mente. São Paulo: Pensamento, 1992.

DANTAS, E. H. M.; VALE, R. G. S. Protocolo GDLAM de avaliação da autonomia funcional. *Fitness & Performance Journal.* 3(3):1175-80, 2004.

DANTAS, E. H. M.; PEREIRA, S. A. M. P; ARAGÃO, J. C.; OTA, A. H. A preponderância da diminuição da mobilidade articular ou da elasticidade muscular na perda da flexibilidade no envelhecimento. *Fitness & Performance Journal.* 1(3):12-20, 2002.

DANNESKOILD-SAMSOE, B.; KOFOD, V.; MUNTER, J. Muscle strength and functional capacity in 77-81 year-old men and women. *Eur. J. Appl. Physiol.* 52:123-35, 1984.

DUARTE, Y. A. O.; DIOGO, M. J. D.; *Atendimento domiciliar* – um enfoque gerontológico. São Paulo: Atheneu, 2000.

ENOKA, R.M. *Bases neuromecânicas da cinesiologia.* 2 ed. São Paulo: Manole, 2000. p. 238.

FARIA JÚNIOR, A. Idosos em movimento – mantendo a autonomia: um projeto para promover a saúde e a qualidade de vida através de atividades físicas. In: *Atas do seminário- A qualidade de vida no idoso: o papel da atividade física.*

Faculdade de Ciências do Desporto e de Educação Física, Universidade do Porto. Portugal, 1999.

FARIA JUNIOR, A. *Atividades físicas para a terceira idade.* Sesi – DN, Brasília,1992.

FARINATTI, P. Atividade física, envelhecimento e qualidade de vida. V Seminário Internacional sobre Atividade Física para a Terceira Idade. *Educação Física e Envelhecimento, Perspectivas e Desafios*, São Paulo, out./nov. 2002.

FARINATTI, P. T. V. Avaliação da autonomia do idoso: definição de critério para uma abordagem positiva a partir de um modelo de interação saúde-autonomia. *Arquivos de Geriatria e Gerontologia, 1*(1):31-7, 1997.

FIATARONE-SINGH, M.A. Body composition and weight control in older adults. In: LAMB, D.R.; MURRAY, R. (eds.). *Perspectives in exercise science and sports medicine:* exercise, nutrition and weight control. Carmel: Cooper; 1998a. p. 243-88. v. 11.

FLORINDO, A. A. *Atividade física habitual e densidade mineral óssea em homens adultos e idosos.* Dissertação (Mestrado em Saúde Pública). Departamento de Epidemiologia da Faculdade de Saúde Pública da Universidade de São Paulo, São Paulo, 2000. 76p.

FRONTERA, W. R. A importância do treinamento de força na terceira idade. *Revista Brasileira de Medicina Esportiva, 4*(8):75-8, 1999.

GREGG, E. W.; CAULEY, J.A.; SEELEY, D. G. Physical activity and osteoporotic fracture risk in older women. *Ann Intern Med* 1998; *129*(2): 81-8.

GURALNIK, J. M.; SIMONSICK, E. M.; FERRUCI, L. et al. A short physical performance battery assessing lower extremity function: association with self-reported disability and prediction on mortality and nursing home admission. *The Journal of Gerontology. 49*(2):M85-M94, 1994.

HALL, S.J. *Biomecânica básica.* Rio de Janeiro: Guanabara Koogan, 2000. p. 334.

HASSMEN, P.; CECI, R.; BACKMAN, L. Exercise for older women: a training method and its influences on physical and cognitive performance. *Eur. J. Appl. Physiol. 64*:460-6, 1992.

HAY, L.; BARD, C.; FLEURY, M.; TEASDALE, N. Availability of visual and propioceptive afferent messages and postural control in elderly adults. *Exp. Brain. Res. 108*(129-39), 1996.

HEINONEN, A; KANNUS, P.; SIEVÄNEN, H. Randomised controlled trial of effect of hight-impact exercise on selected risk factors for osteoporotic fractures. *Lancet. 348*:(1343-7), 1996.

HENRIQUES, G. R. P. et al. Velocidade da marcha: a interferência da redução progressiva nas amplitudes da articulação coxofemoral na velocidade da marcha. *Fitness & Performance Journal. 2*(3):183-90, 2003.

HONG, Y.; LI, J. X.; ROBINSON, P. D. Balance control, flexibility, and cardiorespiratory fitness among older tai chi practitioners. *Br J Sports Med. 34*(1):29-34, Feb. 2000.

HUANG, Al Chung-liang. *Expansão e recolhimento*: a essência do Tai Chi. 3.ed. São Paulo: Sumus, 1979.

INSTITUTO BRASILEIRO DE GEOGRAFIA E ESTATÍSTICA (IBGE). Base de dados, *Censo 2000*. Disponível em: www.ibge.gov.br. Acesso em 22 de nov. 2004.

JACOBSON, B. H.Ç.; CHEN, H. C. The effect of tai chi chuan training on balance, kinaesthetic sense, and strength. *Percept. Mot. Skills. 84*:27-33, 1997.

KIRCHNER, E. M.; LEWIS, R. D.; O'CONNOR, P. J. Effect of past gymnastics participation on adult bone mass. *J. Appl. Physiol. 80*(1):226-32, 1996.

KIT, WONG KIEW. *O Livro completo do Tai Chi*: um manual pormenorizado dos seus princípios e práticas. São Paulo: Pensamento, 1996.

LAI, J. S. Two-year trends in cardiorespiratory function among older Tai chi chuan practitioners and sedentary subjects. *J. Am. Geriatr. Soc. 43*(11):1222-7. Nov. 1995.

LAN, C.; LAI, J. S.; CHEN, S. Y. A sabedoria milenar nos exercícios e na promoção da saúde. *Sprint – Body Science*. Jan-Feb. 2003.

LAN, C. Tai chi chuan: an ancient wisdom on exercise and health promotion. *Sports Med. 32*(4):217-24, New Zeland, 2002.

LAN, C.; LAI, J. S.; CHEN, S. Y.; WONG, M. K. 12-month tai chi training in the elderly: its effect on health fitness. *Med. Sci. Sports Exerc. 30*(3):345-51, Mar. 1998.

LAN, C; LAI, J. S.; WONG, M. K.; YU, M. L. Cardiorespiratory function, flexibility, and body composition among geriatric tai chi chuan practitioners. *Arch. Phys. Med. Rehabil. 77*(6):612-6, Jun.1996

LEE, M.; JOHNSTONE, J. *Tai chi chuan para a saúde*, São Paulo: Pensamento, 1989.

LI, J. X.; Y. HONG; K. M. CHAN. Tai chi: physiological characteristics and beneficial effects on health. *Br. J. Sports Med. 35*(3):148-56, Jun. 2001.

LICHTENBELT, W. D. V.M.; FOGELHOLM, M.; OTTENHEIJM, R.; WESTERTERP, K. R. Physical activity, body composition and bone density in ballet dancers. *British Journal of Nutrition 74*:439-51, 1995.

LIMA, P. R. S.; OSELLA, O. S.; OLIVEIRA, R. J. Envelhecimento e associação com fatores de risco para doenças cardiovasculares. In: DANTAS, E. H. M.; OLIVEIRA, R. J. *Exercício, maturidade e qualidade de vida*. Rio de Janeiro: Shape, 2003. p. 287-304.

LIMA, J. M. B.; SCHIMIDT, M. O cérebro e o envelhecimento. *Revista Arquivos de Geriatria e Gerontologia*, Sociedade Brasileira de Geriatria e Gerontologia, *1*:21-30, 1999.

LOPES, K. M.; OLIVEIRA, R. J. Envelhecimento, depressão e exercício. In: DANTAS, E. H. M.; OLIVEIRA, R. J. *Exercício, maturidade e qualidade de vida*. Rio de Janeiro: Shape, 2003. p. 265-86.

LORD, S.R.; SAMBROOK, P.N.; GIBLERT, C. et al. Postural stability falls and fractures in the elderly: results from the Dubo Osteoporosis Epidemiology Society. *Med. J. Aust. 160*: 684-5, 1994.

MACRAE, P.G.; FELTNER, M.E.; REINSCH, S. A 1-year exercise program for older women: effects on falls, injuries, and physical performance. *J. Aging Phys. Act. 2*:127-42, 1994.

MARCELLINO, N. C. *Estudos de lazer*: uma introdução. Campinas: Autores Associados, 1996.

MARISCO, V.; MORETTI, B.; PATELLA, V. et al. Analisi baropodometrica del passo in soggetti sani anziani ed in pazienti gonartrosici prima e dopo intervento di artroprotesi di ginocchio. *G. Ital. Med. Lav. Erg. 24*(1)72-83, 2002.

MATSUDO, S. M.; MATSUDO, K. R.; BARROS NETO, T. L.; ARAUJO, T. L. Evolução do perfil neuromotor e capacidade funcional de mulheres fisicamente ativas de acordo com a idade cronológica. *Rev. Bras. Med. Esporte, 9*(6):365-76, nov./dez., 2003.

MATSUDO, S. M. Envelhecimento, atividade física e saúde. *Rev. Mineira de Educação Física, 10*(1):193-207, Viçosa, 2002.

MATSUDO, S. M.; MATSUDO, V. K. R.; BRAGGION, G. F. et al. Avaliação do idoso. *Física & Funcional, S. M. M.*, 2000.

MATSUDO, S. M.; MATSUDO, V. K. R.; BARROS NETO, T. L. Impacto do envelhecimento nas variáveis antropométricas, neuromotoras e metabólicas da aptidão física. *Rev. Bras.Ciênc. e Mov. 8*(4): 21-32, 2000.

MAZZEO, R.S.; CAVANAGH, P.; EVANS, W. J. et al. Exercício e atividade física para pessoas idosas. *Revista Brasileira de Atividade Física & Saúde, 3*(1): 48-78, 1998.

MEIRELLES, M. *Atividade física na terceira idade*. 2.ed. Rio de Janeiro: Sprint, 1999.

MELO, R.; VAREJÃO, R., BARROS, R. et al. Tai chi e autonomia: comparação do grau de flexibilidade e autonomia em idosas praticantes de tai chi e sedentárias. *Fitness & Performance Journal, 3*(4):194-200, 2004.

NEWTON, R. A. Balance and falls among older people generations. *Wilson Social Sciences Abstracts Plus Text, 27*(1). Spring, 2003.

NICHOLS, D. L.; SANBORN, C.F.; BONNICK, S. L. et al. The effects of gymnastics training on bone mineral density. *Med. Sci. Sports Exerc.*, *26*(10):1220-5, 1994.

NUNES, F. J.; DUARTE, S. F. M.; OURIQUES, M. E. Relação entre a força muscular e densidade mineral óssea em mulheres. *Revista Brasileira de Reumatologia, 41*(2):63-70, 2001.

NUNES, J. F.; FERNANDES, J. A. Influência da ginástica localizada sobre a densidade mineral óssea de mulheres de meia-idade. *Revista Brasileira de Atividade Física & Saúde, 2*(3):14-21, 1997.

OAKS, S. Exercise and depression. *American Fitness. 18*(3):38-41, 2000.

OLIVEIRA, R.F.; MATSUDO, S.M.M.; ANDRADE, D.R.; MATSUDO, V.K.R. Efeitos do treinamento de tai chi chuan na aptidão física de mulheres adultas sedentárias. *Revista Brasileira de Ciência e Movimento, 9*(3)15-21, jul. 2001.

OLIVEIRA, R. J.; FURTADO, A. C. Envelhecimento do sistema nervoso e o exercício físico. *Educación Física e Desporte, 15*:105, 1999.

OMS. DIVISÃO DE SAÚDE MENTAL, GRUPO WHOQOL. Versão em português dos instrumentos de avaliação de qualidade de vida (WHOQOL), 1998. Disponível em: http://www.ufrgs.br/psiq/whoqol.html.

PEREIRA, I. C.; ABREU, F. M. C.; VITORETI, A. V. C.; LIBERO, G. A. Perfil da autonomia funcional em idosos institucionalizados na cidade de Barbacena. *Fitness & Performance Journal, 2* (5): 285-8, 2000.

PEREIRA, I. C.; ABREU, F. M. C.; VITORETI, A. V. C., LIBERO, G. A. Perfil da autonomia funcional em idosos institucionalizados na cidade de Barbacena. *Fitness & Performance Journal, 2*(5):285-8, 2003.

PEREIRA, L.L.L. A Terceira idade, guia para viver com saúde e sabedoria. [s.l, s.ed.]1998.

POWERS, S.K., HOWLEY, E.T. *Fisiologia do exercício*. São Paulo: Manole, 2000, p. 311.

PYYKKÖ, I.; AALTO, H.; HYTONEN, M. et al. Effect of age on postural control. In AMBLARD, B.; BERTHOZ, A.; CLARAC F. (eds.). *Posture and gait*: development, adaptation, and modulation. New York: Elsevier Science, 1988. p. 95-104.

RAUCHBACH, R. *A atividade física para terceira idade*; envelhecimento ativo, uma proposta para a vida. 2. ed. Londrina: Midiograf, 2001.

Revista VEJA. Entrevista concedida ao repórter Diogo Schelp. 18 ago. 2004. p. 11-5.

Revista ISTO É. Seção Saúde. n. 1805, 12 maio, 2004.

RODRIGUES, J.; RODRIGUES, L.; MARIA, R.; MURILO, S. Adaptações neurais e fisiológicas em exercícios resistidos para a terceira idade. Artigo de revisão, Pós-graduação Lato Sensu Fisiologia e Avaliação Morfofuncional, Universidade Gama Filho, 2000.

RUIZ, J. C.; MANDEL, C.; GARABEDIAN, M. Influence of spontaneous calcium intake and physical exercise on the vertebral and femoral bone mineral density of children and adolescents. *J Bone Min. Res. 10*(5):675-82. 1994.

SANGLARD, R. C. F., HENRIQUES, G. R. P., RIBEIRO, A. S.B. Alterações dos parâmetros da marcha em função das queixas de instabilidade postural e quedas em idosos. *Fitness & Performance Journal. 3*(3): 149-56, 2004.

SCHMIDT, Ademir et al. *Estabilometria: estudo do equilíbrio postural através da baropodometria eletrônica*. In: 13. Congresso Brasileiro de Ciências do Esporte, Caxambu. 25 anos de história: o percurso do CBCE na educação física brasileira. *Anais...* Caxambu: Colégio Brasileiro de Ciências do Esporte, 2003.

SHUMWAY-COOK, A.;WOOLLACOTT, M. H. Controle motor: teoria e aplicações práticas. 2. ed. Barueri: Manole, 2003.

SPILA, S.; MULTANEN, J.; KALLINEN, M. Effects of strenght and endurance training on isometric muscle strenght and walking speed en elderly women. *Acta Physiologica Scandinavica, 156*:457-64, 1996.

SHIH, J. Basic Beijing twenty-four form of tai chi exercise and average velocity of sway. *Percept Mot Skills. 84*:287-90, 1997.

SPIRDUSO W. *Physical dimension of aging*. Champaign: Human Kinetics, 1995.

TINETTI, M. E.; DOUCETTE, J. T.; CLAUS, E. B.; MAROTTOLI, R. Risk factors for serious injury during falls by older persons in the community. *J. Am. Geriatr. Soc. 43*:1214-21, 1995.

TINETTI, M. E.; MENDES de LEON, C. F.; DOUCETTE, J. T. BAKER, D. I. Fear or falling and fall-related efficacy in relationship to functioning among community-living elders. *J. Gerontol. 49*:M140-47, 1994.

TSE, S. K.; BAILEY, D. M. Tai chi and postural control in well elderly. *American Journal Occupacional Therapy, 46*: 295-300, 1992.

VALE, R. G. S. V. Avaliação da autonomia funcional do idoso. *Fitness & Performance Journal. 4*(1):4, Jan./Feb. 2005.

VALE, R. G. S. Efeitos do treinamento de força e de flexibilidade sobre a autonomia e qualidade de vida de mulheres senescentes. Dissertação (Mestrado em Ciência da Motricidade Humana). Universidade Castelo Branco, Rio de Janeiro, 2004, 232 f.

WEINECK, J. *Biologia do esporte*. São Paulo: Manole, 1991. p. 320-48.

WENGER, N. K; MATTSON, M. E; FURBERG, C. D.; ELISON, J. Assessment of quality of life in clemeal trials of cardiovascular therapy. *The American Journal of Cardiology* , 908-13,1984.

WIPPLE, R.H. Exame e treinamento do equilíbrio. In: KAUFFMAN, T.L; JACKSON, O. Manual de reabilitação geriátrica, Rio de Janeiro: Guanabara Koogan, 2001. p.278-89.

WOLF, S. Reducing frailty and falls in older persons: an investigation of tai chi and computerized balance training. Atlanta FICSIT Group. Frailty and Injuries: Cooperative studies of intervention techniques. *J. Am. Geriatr. Soc. 44*(5):599-600, May 1996.

WOLF, S. L.; COOGLER, C.; TINGSEN, X. Exploring the basis for tai chi chuan as a therapeutic exercise aproach. *Arch. Phys. Med. Rehabil. 78*, Aug. 1997.

WOLFSON, L.C.; WHIPPLE, R.C.; DERBY, C. Balance and strength training in older adults intervention gains and tai chi maintenance. *J. Am. Geriatric Soc.; 44*: 498-506, 1996.

WOOLLACOTT, M. H.; SHUMWAY-COOK, A. Changes in posture control across the life span: a systems approach. *Phys. Ther. 70*: 799-807, 1990.

WU, CHAO-HSIANG. *Como usar a técnica da grande energia cósmica.* Rio de Janeiro: Achiamé, 1992.

WU, JYH-CHERNG.. *I Ching*: o tratado das mutações. Rio de Janeiro: Mauad, 2015.

WU, JYH-CHERNG.. *Tai chi chuan*: a alquimia do movimento. 4. ed. Rio de Janeiro: Mauad, 1993.

YAN, J. H. Tai chi practice improves senior citizen's balance and arm movement control. *Journal of Aging and Physical Activity, 6*:271-84, 1998.

YAN, J.; DOWING, J. H.; Tai chi: an alternative exercise form for seniors. *Journal of Aging and Physical Activity, 6*:350-62, 1998.

# ANEXOS

## I

## A. SOLICITAÇÃO

Hélio de Freitas Coelho Filho, aluno da Universidade Estácio de Sá (UNESA) - Campos dos Goytacazes, matriculado sob o n. 200102102832, vem solicitar sua colaboração no estudo que visa comprovar a relação entre a prática de Tai Chi Chuan e os níveis de equilíbrio e capacidade funcional em mulheres idosas.

O procedimento avaliará seus níveis de equilíbrio estático e dinâmico, bem como seu grau de capacidade funcional, utilizando testes padronizados pelo GDLAM – Grupo de Desenvolvimento Latino-Americano para Maturidade que consistem em: caminhar 10 metros no menor tempo possível (C10M); levantar-se de uma cadeira a partir da posição sentada (LS) – cinco vezes consecutivas, no menor tempo; levantar-se da cadeira e locomover-se pela casa (LCLC); levantar-se do chão a partir da posição deitada em decúbito ventral (LPDV) no menor tempo possível; vestir e tirar uma camiseta (VTC), também no menor tempo. Além dos testes do CELAFISCS – Centro de

Estudos do Laboratório de Aptidão Física de São Caetano do Sul que consistem em ficar em equilíbrio sobre uma perna durante 30 segundos e andar o mais rápido possível numa distância de 3,33m, num espaço de 33,3 cm de largura.

Fica a sua escolha aceitar ou não fazer parte deste estudo, sabendo que todos os dados serão sigilosos e não haverá informações dos mesmos para outras pessoas.

A aceitação é de forma voluntária e, caso haja dúvidas, favor descrever nas linhas abaixo.

Antecipadamente, agradeço.

## B. TERMO DE CONSENTIMENTO LIVRE E ESCLARECIDO

TCLE – Consentimento pós-informação para participação em Projeto de Pesquisa em duas vias: uma para a Voluntária e outra para o Pesquisador Responsável. Estas são fornecidas pelo Pesquisador Responsável HÉLIO COELHO FILHO, com o objetivo de firmar acordo por escrito mediante o qual a voluntária da pesquisa aceita participar do estudo, com pleno conhecimento da natureza dos procedimentos e riscos a que se submeterá, com capacidade de livre arbítrio e sem qualquer coação. Em caso de recusa, você não será penalizada de forma alguma. INFORMAÇÕES SOBRE A PESQUISA 1. Título preliminar do estudo: *Relação entre a prática de TCC e os níveis de equilíbrio e autonomia funcional em mulheres de 60 a 80 anos de idade* 2. Pesquisador responsável: HÉLIO COELHO FILHO – [Instituto Tao Te Táng]. Contatos: (22) xxxxxxxx ou (21) xxxxxxxx.xxxxxxxxx Pesquisador participante: xxxxxxxxxxxxx xxxxxxxxxxxxxxxxxxxxxxxxxxxxxxx – instituição Contatos:

xxxxxxxxxxxxxxxxxxxxxxxxx ou xxxxxxxxxxxxxxxxxxxxxxxxxx. 3. Justificativa: 4. Objetivo: 5. Procedimentos: 6. Risco: 7. Benefício: 8. Penalidade: *Nenhuma penalidade lhe será imposta caso você não queira participar ou desista, em qualquer momento, de continuar contribuindo no estudo.* 9. Ressarcimento: *Como este estudo não implica gastos financeiros para você, sujeito participante, não está prevista nenhuma forma de ressarcimento.* 10. Informações adicionais: *Você tem a garantia de que receberá respostas às suas perguntas e esclarecimentos das dúvidas sobre o estudo sempre que preciso. Além disso, não será identificada na publicação do artigo científico em revista especializada e tem liberdade de retirar o seu consentimento a qualquer momento, deixando de participar do estudo. O pesquisador irá tratar a sua identidade com padrões profissionais de sigilo. Os resultados da pesquisa estarão à sua disposição quando finalizada. Seu nome ou o material que indique sua participação não será liberado sem a sua permissão. A Sra. não será identificada em nenhuma publicação que possa resultar deste estudo. Caso haja danos decorrentes dos riscos previstos, o pesquisador assumirá a responsabilidade pelos mesmos.* 11. Consentimento livre e esclarecido:

*Eu, xxxxxxxxxxxxxxxxxxxxxxxxxxxxxxxxxxxxxx, portadora do documento de Identidade xxxxxxxxxxxxxxxxxxxxxxxxxxxxxxx fui informada dos objetivos do estudo "Relação entre a prática de TCC e os níveis de equilíbrio e autonomia funcional em mulheres de 60 a 80 anos de idade", de maneira clara e detalhada, e esclareci minhas dúvidas. Sei que a qualquer momento poderei solicitar novas informações e modificar minha decisão de participar, se assim o desejar. Declaro que concordo em participar desse estudo. Recebi uma cópia deste termo de consentimento livre e esclarecido e me foi dada a oportunidade de ler e esclarecer as minhas dúvidas.*

*Em: xxx / xxxxxxxxxxxxx / xxxxxxx.*

*Assinatura*

# II

## TAO TE CHING (道德 经)

### O ENCONTRO DOS OPOSTOS

*Lao Tzu*, Cap. II (Trad. Wu Jyh Cherng)

*Quando os seres sob o Céu reconhecem o Belo como belo*
*Então isso já se tornou um mal.*
*E reconhecendo o Bem como bem*
*Então já não seria um bem.*

*A existência e a inexistência geram-se uma pela outra*
*O difícil e o fácil completam-se um ao outro*
*O longo e o curto estabelecem-se um pelo outro*
*O alto e o baixo inclinam-se um pelo outro*
*O som e o tom são juntos um com o outro*
*O antes e o depois seguem-se um ao outro.*

*Portanto,*
*O Homem Sagrado realiza a obra pela não-ação*
*E pratica o ensinamento através da não-palavra.*

*Os dez mil seres fazem, mas não para se realizar*
*Iniciam a realização mas não a possuem*
*Concluem a obra sem se apegar.*
*E, justamente por realizarem sem apego,*
*Não passam.*

# III

## EXPANSÃO E RECOLHIMENTO

### A ESSÊNCIA DO TAI CHI[9]

*E*ste não é um encontro para aprender mais, e sim para aprender menos. Na verdade, desaprender.

Somos obrigados a vestir inúmeras camisas de força que nos deixam cada vez mais insensíveis e afastados de nós mesmos. Nosso corpo vai se contraindo na tensão do dia a dia, fazendo das articulações verdadeiras barreiras em vez de junções.

Vamos, em geral, sem perceber, fechando nossa mente e perdendo a espontaneidade, a infantilidade,[10] e nos tornando mais presos, racionais e rígidos. Nos domesticamos demais!

O Tai Chi não é uma arte para ser ensinada, mas para ser experimentada. Aprendemos do próprio corpo à medida que vamos praticando. Movendo-nos lentamente, temos tempo para

---

[9] Este texto, adaptado do livro de mesmo nome de Al Huang (1979) pelo Professor Hélio Coelho Filho, foi usado na abertura de um *workshop* ministrado por este e pelo Mestre Hay, em abril/maio de 2005, no SESC Mineiro, em Grussaí/RJ.

[10] A infantilidade a que nos referimos é a de respirarmos de forma tão livre como a de um bebê. É diferente da imaturidade. A infantilidade é aquilo que desfrutamos e queremos manter. É a vontade de mantermo-nos vivos, com toda abertura e senso de admiração pela vida e por nós mesmos. Quando crescemos vamos perdendo essa essência por medo de parecer ignorantes ou inadequados – queremos estar perfeitamente sob controle e fingir que sabemos tudo.

perceber os detalhes mais sutis dos movimentos e a nossa relação com o meio ambiente. O ritmo é reduzido a ponto de nos sentirmos totalmente envolvidos no processo de cada movimento à medida que ele vai ocorrendo. Aí, transcendemos a forma e qualquer preocupação em alcançar uma meta determinada.

Tai Chi não é diferente daquilo que já possuímos. É a sabedoria dos próprios sentidos, do corpo e mente reunidos num único processo. É uma disciplina na qual, como pessoa, como seres humanos, podemos mergulhar, praticar e receber bons proveitos.

A essência do Tai Chi é ajudar cada um a travar contato potencial com o processo criativo de simplesmente se ser o que se é. O Tai Chi ajuda você a ser você e a deixar que esse sentido de admiração, evolução e constante alegria de mudança aconteça em você.

Esta é a razão da nossa abordagem prática do Tai Chi: para que realmente penetrem na sua essência e ao mesmo tempo tenham a consciência de estarem na periferia da forma. A forma nos serve de guia para experimentarmos diversas possibilidades de movimentos e observarmos a energia. Mas, se nos limitamos à estrutura de uma das formas, perderemos a essência. No Tai Chi, existe uma tomada de consciência interior e exterior, juntas (*Yin/Yang*).

Tai Chi é um processo de abertura cuja essência é justamente não se limitar.

# IV

## SOBRE O INSTITUTO TAO TE TÁNG

*Caminante, son tus huellas*
*el camino y nada más;*
*Caminante, no hay camino,*
*se hace camino al andar.*
*Al andar se hace el camino,*
*y al volver la vista atrás*
*se ve la senda que nunca*
*se ha de volver a pisar.*
*Caminante no hay camino*
*sino estelas en la mar.*

(Antonio Machado)

*N*ossa Escola – nossa Família, no dizer da Tradição – denomina-se Casa (*Táng*, 堂) do Caminho (*Dáo*, Princípio) e da Virtude, (*Dé*, Ética).

Fundada em 1998, por Mestre Hay, proporciona às suas muitas centenas de alunos, pacientes e clientes maior qualidade de vida e harmonia.

Com sede em Niterói/RJ, e núcleos em Búzios, Rio de Janeiro, o Instituto, sob a direção técnica do *Shifu* Hélio Coelho Filho, visa contribuir para o desenvolvimento das comunidades em que se insere com práticas e estudos taoistas da cura e do combate (Acupuntura, Shiatsu, Qigong, Taijiquan), além de Yoga, Meditação.

Nossa Missão: cultivo e compartilhamento serenos dos Três Tesouros Taoistas:

*SIMPLICIDADE, HUMILDADE e AFETIVIDADE.*

Os ideogramas Tao (*Dáo*, 道) e Te (*Dé*, 德) são ricos de significâncias e significados. Mas como pensar Caminho na perspectiva da Cura e do Combate no mundo moderno?

Primeiramente, podemos concebê-lo como algo que está ali, firme, pronto para nossos pés avançarem em determinada direção. Seria um começo, um primeiro passo.

Porém, da mesma maneira que, quando navegamos, a linha do horizonte se torna cada vez mais adiante, quando começamos a caminhar, nosso olhar se amplia e o coração absorve novas realidades.

A caminhada vai desenhando o caminho, ao longo do caminhar. É quando o passo vira passeio.

Nesta variância, ora *yin*, ora *yang*, ora direita à frente, ora atrás, ora peso sobre a perna, ora pé solto no espaço, é que o Caminho nos percorre e tempo e espaço comungam o mesmo destino. Chama-se a isso de *presente*.

Caminho é também Caminhante, e vice-versa.

Neste ponto é tempo de criar espaços. Os passos viram versos e o Caminho, poesia. Assim, temos que Tao pode ser Caminho, Caminhada, Caminhante, e muito mais.

No cantar do poeta:[11]

*"Caminhante, não há Caminho.*
*O Caminho se faz ao Caminhar."*

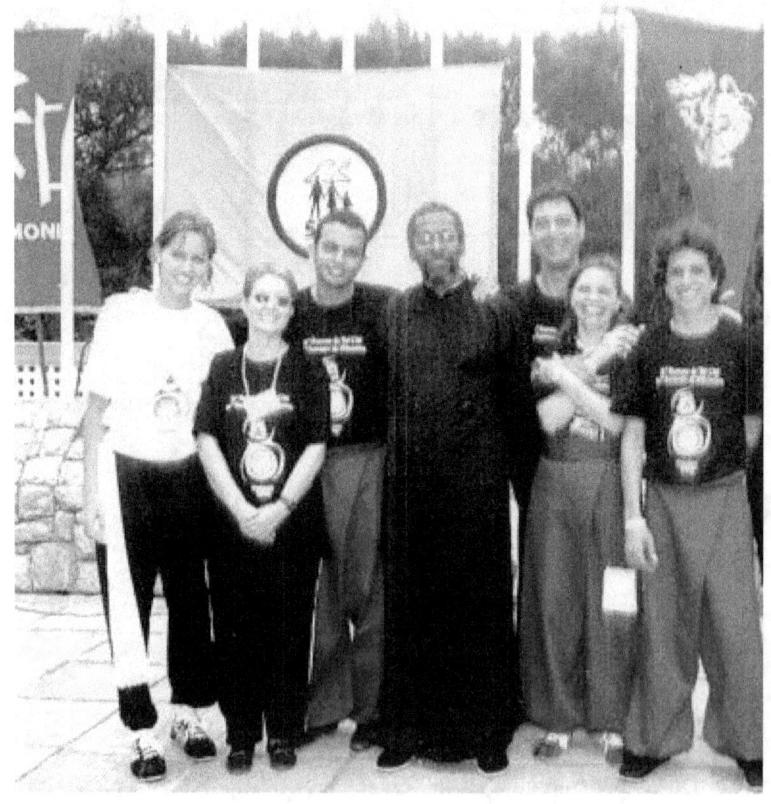

*Caminhemos... "golpe a golpe, verso a verso".*

---

[11] Antonio Cipriano José María y Francisco de Santa Ana Machado Ruiz, poeta modernista espanhol conhecido como Antonio Machado (Sevilha, 26 de julho de 1875 — Collioure, França, 22 de fevereiro de 1939).

www.ingramcontent.com/pod-product-compliance
Lightning Source LLC
Chambersburg PA
CBHW071404280526
45787CB00001B/431